Minäkin olen vain   ihminen

Johtajan jaksamisen

moninaisuus

Kaija Suonsivu

Minäkin olen vain ihminen

Johtajan jaksamisen

moninaisuus

Minäkin olen vain ihminen

Johtajan jaksamisen moninaisuus

Kaija Suonsivu

Tekijä on saanut Suomen tietokirjailijat ry:n apurahan

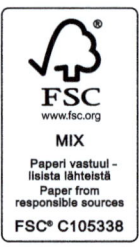

Kustantaja: BoD – Books on Demand, Helsinki, Suomi

Valmistaja: Bod – Books on Demand, Norerstedt, Saksa

ISBN: 978-952-80-2521-4

Esipuhe saatteeksi

Pohtiessani kirjani teemaa johtajien jaksamisesta tuli mieleeni eräs suomalainen fiktiivinen televisio-ohjelma poliiseista. Yhdessä kohtauksessa päivystävää poliisia haastateltiin televisiossa, jolloin hän sai hermoromahduksen suorassa lähetyksessä. Hän alkoi riisua vaatteitaan ja huudahti samanaikaisesti: Poliisikin on vain ihminen, minulla on tämän nahan alla sydän, niin kuin muillakin ihmisillä. Näettekö, minulla on sydän täällä.

Ehkä kaukaa haettu esimerkki kuvastaa sitä, että myös johtajiin kohdistetut toisinaan epärealistiset odotukset saattavat olla niin ylimitoitettuja, että johtaja uupuu riittämättömyyden tai keinottomuuden vuoksi. Johtaja toteuttaa ammattiaan joko hyvin, huonosti tai jossain välimaastossa. Johtajakin on siis vain ihan tavallinen ihminen, jolla sydän sykkii ihon alla.

Koska olen tehnyt monet vuosikymmenet työtä julkisen terveydenhuollon eri tehtävissä, kohdistan pohdintani johtajan jaksamisesta terveydenhuollon johtajiin ja esimiehiin. Tämä toimii kirjan kontekstina.

Sisällys

Sivistyksen oheneminen – mitä vaan saa sanoa

Tässä luvussa tarkastelen nykyisyyttä sivistyksen näkökulmasta. Asia, joka on jäänyt vahvasti mieleeni, on televisio-ohjelma, jossa pohdittiin sitä, että globaalin maailman ihmiset elävät ehkä suurinta muutosaikaa, joka on koskaan kohdannut ihmiskuntaa. Tämä tarkoittaa sitä, että elämme voimakasta itsekkyyden aikaa, joka ohjaa toimintaamme. Ajatus ei ole vieras, sillä "minä" edellähän olemme näkyvästi jo kauan eläneet. "Minä" voi sisältää oman sen hetkisen perheen, mutta usein muut jäävät ulkopuolelle. Itsekkyys ilmenee myös siten, että sivistys on ohentumassa. Usein ajattelemme sivistyksen olevan alkiolaista alkuperää, jolloin meillä on hyviä arvoja ja haluamme pitää kurissa itsessämme olevia huonoja piirteitä.

Työyhteisössä vahva sivistys voisi näyttäytyä käyttäytymisessä siten, että tervehdimme toisiamme, huomaamme muut, olemme kohteliaita, emme käytä kyynärpää taktiikkaa oman etumme vuoksi ja tarvittaessa käytämme sanoja kiitos ja anteeksi. Sivistykseen kuuluvat kaikki hyvät tavat ja se, ettemme loukkaa ja kiusaa tai häiriköi muita, emmekä muiden aikana osoittele tai huomauttele toisten virheistä. Emme myöskään juoruile ja puhu pahaa työtovereista tai esimiehestä. Piittaamattomuus ja ongelmiin tai epäkohtiin puuttumattomuus työtoiminnan arjessa ei tulisi kuulua sivistyneeseen työarkeen.

Sivistykseen sisältyy myös se, ettemme hanki etuja itsellemme valehtelemalla muista työyhteisön tai organisaation ihmisistä. Vastakohtana voimakkaalle itsekkyydelle on avun antaminen monille perheille, asunnottomille tai äkillisen kriisin kohdanneille. Toteankin, että vastapainona itsekkyydelle moni suomalainen on toisia huomioiva ja muille ihmisille antelias, myös työpaikoilla.

Terveydenhuollon työyhteisöissä tiimityö ja yhteisöllisyys ovat toimivia toimintatapoja. Potilashoito ei onnistu, jos hoitavan tapa toimia on itsekäs. Yksilöllinen toimintatapa on hyvä silloin, kun se on kaikkien työntekijöiden tiedossa ja sitä noudatetaan sovitusti. Yhteisöllisyys tarkoittaa myös sitä, että työntekijä saa tarvittaessa tukea muilta. Organisaation johtaja toimii työyhteisön ulkopuolella siten, ettei hän ole läsnä työskentelemässä päivittäin yhdessä tiimin kanssa. Johtaminen saattaa muodostua hyvinkin yksinäiseksi.

Toisista välittäminen on vähentynyt. Tietenkään se ei koske kaikkia ihmisiä eikä jokaista tilannetta. Kuitenkin mielestäni maailma on tällä hetkellä kova ja usein toisista välittämisen suhteen kylmä paikka. Sosiaalisessa mediassa näkyy selkeästi kovuus. Ilkeät mielipiteet ja jopa hyökkäykset eri mieltä oleviin on jokapäiväistä. Toisen loukkaaminen voi olla rutiinia ja päivittäistä. Riitely on muodostunut tavalliseksi normaaliksi toiminnaksi. Toteankin, että monet tuntemani ihmiset näyttävät somessa täysin erilaisen puolen itsestään. Olen pohtinut paljon sitä, miten nykyaika vaikuttaa haluun olla aina esillä, kuvata itseä, tekemisiä ja esitellä korttitalomaista elämää? Median sivuilla kuvataan elämä täydelliseksi, kun samanaikaisesti voi perhe- tai työelämä olla täysin rikkinäistä ja itse olla alakuloinen ja masennuksen partaalla. Mistä tulee tarve esittää muille jotain muuta kuin mitä todellisuudessa on?

Kysymys kuuluukin, millainen on nykyinen ihminen? Mitä kohti ihminen on ihmisyydessään menossa? Ollaanko menossa kohti robotti-ihmistä, joka on tekoälyinen olio? Miten käy inhimillisyyden, välittämisen, sivistyksen ja kulttuurin rippeiden, joita nyt vielä on näkyvissä ainakin silloin tällöin pilkahdellen? Kulttuurin kenttäkin on muuttunut niin, että osakulttuureita on havaittavissa ja niiden edustajia on saatavilla ja tietoisuudessa aikaisempaa enemmän. Kansainvälisyys muuntaa tehokkaasti kulttuuria. Kehityskin muuntaa sitä. Minusta tässä kohden todelliseksi uhaksi voi muodostua välittävän ihmisyyden poistuminen. Mihin suuntaan on Suomen tasa-arvoisuus menossa? Pysähdymmekö kadulla makaavan ihmisen äärelle vai kävelemmekö kylmästi ohitse. Käymmekö yksinäisen ihmisen luona? Autammeko lasta tai huonosti kävelevää vanhusta kadun yli? Kysymyksiä riittää. Monet kysymykset jäävät paljolti vaille vastauksia.

Esimiestyö ja johtaminen ammattina

Tässä luvussa tarkastelen esimiestyötä ja johtamista ammattina ja ammatillisena toimintana. Terveyden huollon johtajiin ja johtamistyötä tekeviin esimiehiin suunnataan valtavasti haasteita, vaatimuksia ja odotuksia henkilöstön sekä ympäristön tahoilta. Ne lisääntyvät ja laajenevat ajan mittaan työtoiminnan ja -ympäristöjen muutosten myötä. Johtajilta odotetaan rohkeutta tarttua asioihin ja tehdä hankaliakin päätöksiä. Hyvän asia- ja henkilöstöjohtamisen lisäksi odotuksena on johtajan itsensä tunteminen ja tasapainoisuus.

Johtajilla on valtaa, mutta se voi olla asiasta ja päätäntävallasta johtuen hyvinkin rajallista. Siihen vaikuttavat esimerkiksi budjetti- ja säästösyyt, tehokkuus- ja tulostavoitteet, organisaatioiden hierarkkisuus sekä säännöt ja ohjeet.

Johtajat eivät kykene vastaamaan kaikkiin ympäristön taholta tai henkilöstön odotuksiin. Niiden täyttymättömyys luo ristiriitoja, joiden seurauksina saattaa aiheutua epäluottamusta johtajien ja henkilöstön tai muiden välille.

Odotukset ja johtamisen sisällöt ovat muuttuneet vuosien aikana yhteiskunnallisten muutosten myötä. Tämä on johtanut siihen, että johtamisesta on kirjoitettu kasoittain kirjoja. Ajan mittaan ne ovat käsitelleet johtamisen sisältöjä, vaatimuksia, luetteloita hyvästä johtamisesta, listoja johtajan hyvistä piirteistä, erilaisia -ismejä, johtamisen koulutuksia ja käytänteitä. Vuosien aikana on johtajien koulutukset muuntuneet akateemisiksi koulutuksiksi työelämän muuttumisen myötä ja vaatimusten laajennettua. Kokonaisvaatimukset ovat viime aikoina kiristyneet. Johtajat työskentelevät puun ja kuoren välissä. Johtajille luovat haasteita organisaatiossa palveluita saavat, asiakkaat, potilaat, heidän läheiset ja omaiset sekä opiskelijat. Organisaation sisällä odotuksia luovat alaiset, henkilöstö, esimiehet ja johto sekä luottamushenkilöt.

Lisäksi haasteita asettavat luottamusmiehet ja työturvallisuushenkilöstö. Organisaation ulkopuoliset tahot, kuten ammattijärjestöt, kansalaiset, poliitikot, median edustajat ja oppilaitosten yhteistyökumppanit luovat myös osaltaan vaateita.

Odotukset kasaantuvat. Kärjistäen voin sanoa, että joidenkin mukaan kaikki organisaatiossa tapahtuva on esimiesten, johtajien ja ylimmän johdon osaamattomuudesta, ongelmista ja taitamattomuudesta koostuvaa. Varmaan osittain näin onkin, mutta ei täysin. On olemassa hyviä ja huonoja johtajia. Luultavaa on, että rekrytointi on joskus onnistunut johtajaa valittaessa, toisinaan se on mennyt pahasti pieleen.

Ihminen on lopulta melko vallanhaluinen. Luulen, että toisinaan käy johtajaksi valitulla niin, että hän muuttuu hallitsevaksi saadessaan valtaa ja joutuessaan käyttämään sitä joko mieluisiin tai epämieluisiin päätöksiin ja tehtäviin. Sanottakoon, että vallanhaluisia ihmisiä löytyy henkilöstöstäkin.

Omia pohdintoja

Minulla on vuosikymmenten kokemukset terveydenhuollon johtajista, joiden alaisina olen ollut. Itse olen toiminut myös esimiehenä, keskitason johtajana ja ylimpänä johtajana.

14

Terveydenhuollon organisaatiot, joiden johtajista tämä kirja kertoo, ovat byrokraattisia ja monimutkaisia organisointitavoiltaan. Päätöksenteko on hidasta, koska päätettävät asiat kuuluvat monen henkilön, valmistelijoiden ja päättäjien tehtäviin. Valmistelujen jälkeen asiat etenevät portaittain usealle päättäjälle. Nämä seikat vaikuttavat johtamisen joustavuuteen ja nopeuteen päätöksiä tehtäessä. Odotukset täyttyvät toisinaan, eivät aina. Henkilöstön odotukset johtamiselle ovat organisaatioissa mittavat.

Miten johtaminen on muuttunut ajan saatossa? Kuka tai ketkä määrittävät johtajuuden. Mitä johtaminen on määriteltynä? Onko oikea tapa olla hyvä johtaja määräämällä kaikkea? Tapahtuuko kriisin sattuessa johtajalle niin, että hänellä ei ole keinoja selviytyä tilanteesta ja ainoa tapa on antaa määräyksiä? Kriisitilanne vaatii usein kuitenkin käytännön toimia eikä vain puheita.

Johtajalla itselläänkin on suurimittaiset odotukset oman toiminnan suhteen. Mitä johtajat itse odottavat? On erittäin vaikeata vähentää omia odotuksia runsaiden ympäristöstä tulevien odotusten vuoksi. Terveydenhuollon sektorilla tilanne on muodostunut kummalliseksi ja osin kestämättömäksi. Julkisuudessa ja organisaatioiden sisälläkin ylimitoitetut vaatimukset ovat muodostuneet mantroiksi. Niitä hoetaan ja jos odotukset eivät täyty, todetaan johtaja epäpäteväksi ja vaaditaan johtajan vaihtoa. On olemassa laajalti mielipide, jossa todetaan terveydenhuollon johtajaien olevan huonoja ja osaamattomia. Tällaisessa mielipiteiden ristiaallokossa on vaikeata johtajan itse todeta oman johtajuuden laadukkuus.

Usein olen kuullut sanottavan, että moittimisesta ja kritiikistä johtajalle maksetaankin. Ne pitää kestää. Osin allekirjoitan tämän mielipiteen, en täysin. Terveydenhuollon keskitason ja yksiköiden johtajien ja esimiesten palkat ovat muodostuneet hyvin maltillisiksi. Niissä ei ole osoitettavissa palkanlisiä, joilla kohdennettu turha kritiikki selittyisi vastaanotettavaksi.

Terveysalan muutokset

Sosiaali- ja terveydenhuollon toimintaympäristön nopea muuttuminen luo yhä uusia haasteita terveydenhuollossa toimiville, ammatilliselle koulutukselle, täydennyskoulutukselle, toimintatapojen ja potilaiden hoitamisen kehittämiselle. Myös vanheneva väestö, uudet sairausongelmat, työvoimapula ja kansainvälistyminen aiheuttavat jatkuvia uudistamistarpeita.

Terveydenhuollon johtajat ovat avainasemassa muutosmyllerryksessä. Heidän panoksensa väestön terveyden ja hyvinvoinnin edellyttämien toimenpiteiden integroinnissa alueellisiin ja paikallisiin terveys- ja hyvinvointipoliittisiin strategioihin ja kunnan toiminnan suunnitteluun on erityisen tärkeää. Myös kunnan talouden suunnittelu vaatii terveydenhuollon johtajilta yhä enemmän panostusta.

Terveydenhuollon johtajat kokevat, että heidän työnsä on osin ulkoapäin ohjailtua. Monesti johtaja on henkilö, joka tekee ne tehtävät, jotka eivät ole osoitetut tai kuulu kenellekään. Jotkut kuvaavatkin itseään "joka paikan höyläksi", jolta odotetaan vastausta kaikenlaisiin kysymyksiin. Kiire on lisääntynyt. Kokonaistoiminnan pitkäaikaissuunnittelua on, mutta sen toteutusta kokonaisuudessaan rikkovat äkilliset muutokset, projektit, hankkeet ja muut tehtävät, jotka pitää lyhyellä varoitusajalla valmistella.

Laajoihin vaatimuksiin vastaamiseksi on tärkeätä opetella monenlaisia apuvälineiden käyttöä. Johtajien työkalupakin tulisi sisältää robotiikan ja tekoälyn käyttöä työtoiminnan apuna, apuvälineitä dialogin, yhteistyömuotojen lisäämiseksi ja luottamuksen parantamiseksi, erilaisuuden hyväksynnän, syvän inhimillisyyden lisäämisen välineitä ja kuulluksi tulon herkistelyn välineitä. Empatia, itsestä ja henkilöstöstä huolehtiminen, työn merkityksellisyyden ja motivoinnin tärkeyden huomioiminen sekä erilaisten kykyjen arvostaminen auttavat johtamistyön onnistumisessa ja riittämättömyyden tunteen laannuttamisessa. Työtoiminnan merkityksellisyyden tunnistaminen ja sen arvostaminen sekä muista välittäminen on hyvä huomioida jaksamisen lisäämiseksi nykyisessä melko kovassa ajoittain pahantahtoisessakin maailmassa.

"Tältä johtajalta saa kaiken periksi." Tällaisen kommentin olen kuullut joskus työyhteisössä. Se on lapsen tapa hankkia lupa johonkin määrättyyn asiaan. Kuinka paljon henkilöstö ylläpitää sitä, että on turvallista, kun on vahva johtaja, joka osoittaa vahvuutensa käskyttämällä? Voisiko löytyä aitoja yhteistyötapoja, joilla tehdään päätöksiä? Olen huomannut, että monesti henkilöstö haluaa käskyttävän johtajan, jota voi sitten moittia. Jos johtaja tai esimies on hyvin demokraattinen, niin siihen ei olla tyytyväisiä. Miten sitten määritellä "hyvä johtaja", joka ansaitsee kunnioitusta, on luottamusta herättävä, kuunteleva ja vahvasti ammatillinen? Mitkä asiat ja tekijät osoittavat johtajan ja esimiehen pätevyyttä ja hyvän valmentavan johtajan piirteitä? Mielestäni johtajan pitää olla läsnä, mutta ei kaverillinen, eikä samastua liikaa työyhteisön henkilöstöön. Esimiestyö, mitä kaikkea se pitää sisällään? Johtajan tulee olla työtoiminnan mahdollistaja, valmentaja, suunnan näyttäjä, asioiden ja päätösten tulkitsija (organisaation ja oman työryhmän välissä), töiden organisoija, työn merkityksellisyyden, motivaation edistäjä, volition ylläpitäjä, läsnäolija, palautteiden antaja, sovittujen asioiden tulosten seuranta ja "vaatija", yhteisöllisyyden edistäjä, tukija ja vastuuttaja, vastuunottaja yhteisten tavoitteiden toteuttamisesta, suunnittelusta ja työntoiminnan joustavasta toteuttamisesta (työryhmällä on omat vastuunsa), työtapojen uudistamisen ja muutosten perustelija, organisoija, edistäjä ja tulkki. Tehtävien ja roolien lista on pitkä ja monipuolinen. Ammatillisesti hyvän johtajan tunnusmerkkeinä on etsiä ja havaita työyhteisön henkilöstöön ja itseensä piilotettuja, potentiaaleja vahvuuksia ja aktivoida niitä. Hyvä esimies tunnistaa ja tietää, millainen hän on esimiehenä, miten ja miksi ajattelee ja tuntee niin kuin tekee. Vaatimukset ovat kovia ja loputtomia sekä odotukset laaja-alaisia.

Moniulotteinen johtajuus

Kirjan kontekstina olevien organisaatioiden johtaminen on osin hoitotyön johtamista, joka on pääasiassa ihmisten johtamista. Rasmus Hougaard, Teeta Kalajo, Heljä Ora, Matti Alahuhta ja

Maarit Tillman ovat tarkastelleet kirjassaan Ajatteleva johtaja (2018) johtajuutta, johtajuuskriisiä ja ihmiskeskeistä johtajuutta sekä nöyryyttä. He toteavat, että "ymmärtämällä oman mielen toimintaa ja kehittämällä sen olennaisia osia johtajat voivat johtaa itseään voidakseen paremmin johtaa muita. Ajatteleva johtaja johdattaa kohti ihmiskeskeistä johtajuutta, jossa strategian ytimessä on ihminen". Kirjoittajien mukaan "hyvä johtaja tarvitsee kolme mielen tärkeää ominaisuutta: Johtajan on oltava tietoinen, pyyteetön ja myötätuntoinen. Johtajan tuntema alemmuudentunto tai huono itsetunto, itsekkyys ja muiden halliseminen ovat huonoa johtajuutta. Johtaja voi olla nöyrä olematta kynnysmatto".

Kun keskitytään tuottavuutta ja sitoutumista edistäviin ulkoisiin tekijöihin, ne eivät lopulta kestä aikaa eivätkä tuota henkilöstölle hyvinvointia. Kirjan tekijöiden mukaan "vain sisäiset kannustimet – kuten mielekkäältä tuntuvaan asiaan sitoutuminen, yhteenkuuluvuus ja arvostetuksi tulemisen tunne – voivat synnyttää työntekijöissä syvällistä ja pitkäjänteistä sitoutumista, jota ilman ei päästä tuottavuuteen". Mielekäs työ, merkityksellisyys, jaksaminen ja hyvinvointi ovat yhteisiä nimittäjiä johtajalle ja henkilöstölle. Ne luovat työtyytyväisyyttä.

Moniulotteinen johtajuus sisältää monia mentaalisia ominaisuuksia. Kirjan kirjoittajien tekemien tutkimusten ja haastattelujen mukaan sitoutumista, onnellisuutta ja tuottavuutta parantavat toisiinsa kytkeytyvät ja toisiaan vahvistavat ominaisuudet ovat siis tietoisuus, pyyteettömyys ja myötätunto. Näitä ominaisuuksia voi johtaja oppia, kehittää ja harjoitella.

Moniulotteisuus, pyyteettömyys ja myötätuntoisuus näyttäytyvät johtajan kykynä antaa alaisten olla niin osaavia ja työkykyisiä kuin se on heille mahdollista. Viisas johtaja osaa pysytellä poissa alaisten tieltä heidän työskennellessään. Pyyteettömyydessä yhdistyvät vahva itseluottamus ja nöyrä tahto palvella, jolloin luottamus kasvaa. Moniulotteinen johtaja kykenee laittamaan oman itsensä, omat päämäärät ja oman tärkeyden tunteen taka-alalle ja nostaa etualalle potilashoidon ja organisaation päämäärät.

Valmentava johtaminen

Valmentava johtaminen on esimerkki johtamisen moniulotteisuudesta ja yksi keskeinen ihmisen johtamista korostava malli. Se on rantautunut osin myös terveydenhuollon organisaatioihin. Valmentavalla johtamisella tarkoitetaan eettisesti kestävää ja ihmisen arvoon, potentiaaliin ja oppimiskykyyn uskovaa johtamista (Carlsson & Forssell 2008). Pääpaino on yksilön ja yhteisön vahvuuksissa ja ratkaisukeskeisyydessä (Rogers 2000). Valmentaja johtaja toimii rohkaisijana ja mahdollistajana. Johtamisen tavoitteena on osaamisen, tietojen, taitojen, vastuun ja vallan lisääminen työntekijöissä. Johtajuus on tällöin jämäkkää ja sytyttävää, päämäärätietoista ja ihmistä ymmärtävää (Aaltonen, Pajunen & Tuominen 2005). Valmentava johtaja auttaa alaisiaan tunnistamaan mahdollisuutensa parantaa ammattitaitoaan (Popper & Lipshitz 1992; Orth ym. 1987) ja valmentavan johtajuuden idea tarjoaa johtajalle väylän henkilöstön tukemiseen niin, että työntekijä oppii auttamaan itseään kehittymistehtävässä (Hellbom, Mauro & Salo 2006).

Valmentavalla johtajuudella viitataan myös esimiehen/johtajan ja hänen alaistensa väliseen vuorovaikutussuhteeseen (muun muassa Peterson & Little 2005), jonka tarkoituksena on työntekijän potentiaalin vapauttaminen, kyvykkyyksien kehittäminen ja oppimaan auttaminen, jotta sekä alaisen että koko organisaation suorituskyky paranee. Hyvän johtajuuden lähtökohtana on halu omaksua valmentajan mukainen rooli ja toimintatapa Phillips (1994). Se on erityisesti johtajan ja johdettavien kesken rakentuva prosessi, jonka ytimenä on kommunikaatio ja vaikuttaminen.

Valmentavan johtajuuden tärkeimpänä ytimenä on siis vuorovaikutus, dialogitaidot, kyseleminen, kuunteleminen, taito analysoida asioita ja tilanteita, havainnointitaito, palaute, tavoitteista keskusteleminen, ohjaaminen, neuvominen, valtuuttaminen, empaattisuus, rehellisyys, puolueettomuus, kyky tunnistaa alaisten ja tilanteen tarpeita sekä soveltaa sopivaa valmentajan roolia (Orth ym. 1987; Phillips 1994; Ellinger & Bostrom 1999; Rogers 2000; Ellinger ym. 2003; Bluckert 2005 a, b). Päämääränä on tilannejohtajuus, joka on kontekstisidonnaista ja riippuu historiallisesta ajasta, paikasta ja työyksikön tilanteesta (Dachler & Hosking 1995).

Valmentavan johtajan valmentajaotetta on kuvattu 13 toimintatavan avulla. Ne on jaoteltu kahteen ulottuvuuteen: ensimmäinen on valtuuttamista edistävä käyttäytyminen, joka sisältää esimerkiksi alaisen kriittisen ajattelun ja omien ajatusmallien kyseenalaistamisen. Toinen ulottuvuus on mahdollistava käyttäytyminen, joka sisältää esimerkiksi kehityskeskustelut ja osallistamisen toiminnan suunnitteluun (Ellinger ym. 2005).

Valmentavan johtamisen osa-alueina tunnistetaan ensinnä valmentava suhtautumistapa, joka lisää tuottavaa vastuullisuutta ja tuo näkyviin henkilöstön kyvyt ja mahdollisuudet. Valmentavalla johtajuudella voidaan haluttaessa ja ahkeruudella sekä innovaatioiden avulla päästä huipputuloksiin. Valmentavaa työotetta käyttävä johtaja sitoutuu vahvemmin sekä henkilökohtaisiin ja ammatillisiin että organisaationsa tavoitteisiin. Hänen entistä kuuntelevampi ja tilaa antavampi johtamistapansa lisää organisaation innovatiivisuutta ja sitoutuneisuutta sekä parantaa vuorovaikutusta. Valmentava johtaja etsii työntekijän parhaat puolet ja osaamiset sekä kiinnostusalueet. Johtajan tehtävänä onkin hyödyntää henkilöstön voimavaroja. On mahdollistettava sellaiset työolosuhteet, jossa kaikki voivat käyttää kykyjään täysimääräisesti (Harisalo & Stenvall 2001). Se tarkoittaa huomion kiinnittämistä ratkaisukeskeisyyteen ja niihin keinoihin, jotka lisäävät työniloa ja innostusta (Suonsivu 2009; Manka 2008). Seurauksena toiminnan tuloksellisuus kasvaa (Aaltonen ym. 2005).

Toiseksi tunnistetaan läsnä olemisen taito, joka näyttäytyy kohtaamistilanteissa. Kohtaaminen on älyllistä vahvuutta, jossa myös tunnetason ilmiöillä on merkitystä. Luottamus rakentuu ihmismielien viestinnästä ja tämä kontaktinotto on kohtaamisen ydinseikkoja. Kohtaamiseen vaikuttavat vaikkapa sellaiset asiat kuin yhteiset tavoitteet, samansuuntaiset arvostukset ja huumorintaju. Valmentaja- roolissa johtaja löytää toiset ihmiset arvokkaina persoonallisuuksina. Vincen ja Saleemin (2004) mukaan tunne luo, säilyttää ja pitää yhdessä yksilöitä ja organisaatioita. Heidän mukaansa myös organisaatiot ovat tunnepitoisia ja täten tarjoavat työntekijöille merkityksen. Tunnejohtamisessa tärkeänä näkökulmana on se, etteivät vain asiat kommunikoi keskenään (Harju 2002; Manka 2008; Saarinen 2007).

Kolmanneksi tunnistetaan itsensä johtaminen, jonka lähtökohtana on itsensä tunteminen. Itsensä tuntemisen ja johtamisen kautta laajentuu sellainen osaaminen, minkälaista osaamista johtajalla pitäisi olla. Osaaminen jakaantuu ammatti-, hyvinvointi-, vuorovaikutus-, tehokkuus- ja johtamisosaamiseen sekä itseluottamukseen, joista muodostuu "johtajuuden osaamispuu". Sen juurina ovat arvot, periaatteet, persoonallisuus, henkilökohtainen visio ja tavoitteet, energia, lahjakkuus ja tietoisuus. Luettelona ilmaisten johtajan pitäisi olla jämäkkä, empaattinen, vaikuttava, avoin, tuloksellinen, tarmokas, fyysisesti, psyykkisesti, sosiaalisesti ja henkisesti hyväkuntoinen sekä nöyrä (McLean ym. 2005). Hänen pitäisi osata kommunikoida, rakentaa verkostoja, visioida, valtuuttaa, johtaa tiimiä, valmentaa, johtaa muutosta, havaita, analysoida, tehdä päätöksiä, hallita aikansa, uudistua sekä hallita stressi. Hyväksi johtajaksi kasvaa johtamalla ja analysoimalla (reflektoimalla) omia suorituksiaan (Saarinen 2007; vrt. Sydänmaalakka 2007).

Neljäs osa-alue on molemminpuolinen luottamus. Sen varmistamiseksi johtaja pitää olla luotettava ja hänen tulee luottaa alaisiinsa ja tiimiinsä. Molemminpuolinen luottaminen, tiimityö ja kollektiivinen vastuu sisältyvät tällöin johtamiseen. Luottamuksen herättäminen perustuu tunteeseen, että työtoveriin/esimieheen voi luottaa kovan paikan tullen. Luotettava saattaa olla omapäinen, mutta silti varma valinta pitkällä aikavälillä. Itsekäs ihminen saattaa tarpeen tullen kyetä erinomaiseen yhteishenkeen. Luotettavuus on ennen kaikkea luotettavuutta kiperissä tilanteissa. Tasaisen varma työntekijä kantaa vastuunsa ja saattaa olla oikeudenmukainen, mutta saadakseen valmentavan johtajan aseman hänen täytyy olla luja joka tilanteessa tasolta. Parhaimmillaan se tarkoittaa sitä, että jokainen voi luottaa jokaiseen ja tämä luottamus nousee emootioiden tasolta. (Aaltonen ym. 2005.)

Viides osa-alue on erilaisuuden kokeminen voimavarana. On olemassa monenlaisia ihmistyyppejä oppimismenetelmien ja toimintatapojen mukaan. Jokainen kykenee inspiroitumaan, jos tehtävä sopii hänelle ratkaistavaksi. Valmentavan johtajan tehtävänä on löytää sopiva henkilö, sellainen, jolla on osaamista ja muuta kykyä löytää erinomaisia ratkaisuja tähän tehtävään. Inspiraatio kuuluu ihmisten ja ongelmien erilaisuuden maailmaan. Aktiivinen ote kertoo siitä, että henkilö ja ongelma ovat löytäneet toisensa. (Aaltonen ym. 2005..) Oppimisen taito eli avoimuus ja muistaminen on taito, joka nopeuttaa edistymistä oman alan tietämyksen ja käytännön taitojen hankkimisessa, on yksilöillä erilaista. Valmentava johtaja käyttää palautetta ohjaukseen. Oppimisessa johtajan antama ohjaus on lähes välttämätön apuväline. Ohjauksen ja valmennuksen avulla lisätään ymmärrystä itsestä ja muista työntekijöistä sekä organisaatiosta ja työtoiminnasta (Ellinger & Bostrom 1999; Evered & Selman 1989). Itseohjautuvuus on oma-aloitteisuutta, harkintaa ja tarkkailua. Tehtävän suorittaminen toivotulla tavalla jopa ilman suoraa ohjausta on itseohjautuvuuden päämäärä.

Kuudes osa-alue on yhdessä tekemisen taito (Basten 2011). Sitä vaaditaan valmentavalta johtajalta hänen osallistuessa itse ja organisoidessa työryhmänsä osaamista tavalla, joka tuottaa tarvittavia tuloksia. Johtaja on työntekijä muiden joukossa, mutta hänen tehtävänsä liittyy ihmiskontakteihin, informaatioon ja kykyyn toimia ihmisten kanssa tulosten saavuttamisen suunnassa. Johtajan työ onnistuu, kun työryhmä suorittaa tehtäviä, joita varten se on olemassa. Johtaja on riippuvainen työntekijöiden halusta tehdä töitään ja kyvystä saada suunnitelmat toteutumaan.

Työntekijöiden motivaatio ammentaa voimaa arvostuksesta, eli ihmisen arvostama asia saa hänen huomionsa kiinnittymään ja suoriutumisen halunsa heräämään. Motivoidakseen on johtajan kyettävä osoittamaan tehtävien arvokkuus niin, että työntekijä sen tajuaa. Johtajan näkemystä tavoittelemisen arvoisista asioista arvostetaan (Suonsivu 2011). Johtaja on jonkinlainen visionaari, organisoija ja mittaaja. Valmentava johtaja elää muiden joukon jäsenten kanssa suunnitelmat todeksi. Osallistuminen ja suoriutuminen ovat hänen joukoissaan tärkeitä päämääriä (Aaltonen ym. 2005). (Suonsivu, K. Osa tekstistä on julkaistu artikkelina Valmentava johtaminen henkilöstöjohtamisen muotona. Kunnallistieteellinen aikakauskirja 42 (2014):3 ja Suonsivu, K. 2015: Kohti riittävyyttä – matkalla työhyvinvointiin ss. 94 -99).

Johtaminen siis parhaimmillaan todetaan hyväksi vuorovaikutukseksi kollegojen, alaisten, esimiehen ja eri verkostossa toimivien kanssa. Vahvan johtamisen eräs tärkeistä ulottuvuuksista on ihmisistä, omista alaisista huolehtiminen. Hyvä johtaja osaa tarvittaessa lähestyä alaistaan ihmisyyden kautta, kuuntelevana ja keskustelevana ihmisenä. Tähän vaaditaan tunneälyä, vuorovaikutuskykyjä ja kommunikaatiotaitoja. Se on tärkeä osa henkilöjohtamista.

Telaranta (1999) korostaa kommunikaation avoimuutta, sen valta - ja tietoulottuvuuksia sekä annettavan informaation analysointia merkityksellisten asioiden pohjalta. Suurin osa tapahtuu yhteistyössä muiden ammattilaisten kanssa. Johtaminen on dialogista ammattitoimintaa. Se on tavallista työtä, jonka sisältönä on johtaminen.

Näkyvä ja näkymätön organisaatiorakenne

Edellä on käsitelty johtamista monimuotoisena toimintana esimerkkien valossa. Tässä luvussa esittelen organisaatiorakennetta kahden eri ulottuvuuden kautta. Organisaatiota voi tarkastella näkyvän ja näkymättömän organisaation näkökulmista. Raja on liukuva. Näkyvä organisaatio sisältää asiaulottuvuudet. Ne ovat osatekijöitä, jotka ovat yleisesti havaittavia, yleisesti järkiperäisiä, tietoon perustuvia sekä liittyvät tehtäviin ja toimintaan. Näkyvä organisaatiorakenne sisältää tehtävänimikkeet ja työnkuvaukset, virallisen valtaverkoston ja johtamisjänteen, sisältäen alaisten määrän ja koko organisaation hierarkian. Näkyvässä organisaatiossa ilmaistaan organisaation strategiset tavoitteet, toimintapolitiikka ja sovitut käytännöt. Myös taloudellinen tuottavuuden mittaaminen ilmaistaan näkyvässä organisaatiossa.

Näkyvän organisaation tehtävissä johtaja tai esimies keskittyy organisaationsa tai työyhteisönsä perustehtävään. Johtaja muuntaa organisaation strategian ja perustehtävän arjen tavoitteiksi, erilaisiksi tehtäväkokonaisuuksiksi ja työprosesseiksi. Työyhteisön esimies organisoi ja delegoi vastuut sekä roolit keskittyen samalla ohjeiden ja pelisääntöjen noudattamiseen. Johtaja ja esimies organisoi tehtäviä ja asioita tehden päätöksiä. Asiajohtaminen perustuu paljolti organisaation strategiaan, sen arvoihin, taloudellisiin asioihin, resursseihin ja tuottavuuteen.

Strateginen johtaminen painottaa henkilöstövoimavarojen johtamista ja kehittämistä palvelu- ja toimintastrategioiden pohjalta. Työn organisointi, hallinnon rakenteet, säännöt, ohjeistukset, seuranta, valvonta ja ohjaus ovat tärkeitä elementtejä. Johtaminen tässä kontekstissa tarkoittaa yksilöiden, työyhteisöjen ja koko organisaation hyvinvoinnin analysointia ja tältä pohjalta tehtyä konkreettista kehittämissuunnitelmaa ja -ohjelmaa ja niiden toteuttamismenetelmien käyttöönottoa ja toteutusta. Johtaminen muodostuu moninaisuuden johtamiseksi sekä työtoiminnan organisoinniksi. Tietojohtamiseen ovat vahvat yhteydet.

Näkymätön organisaatio pitää sisällään ihmisulottuvuudet. Nämä ovat osatekijöitä, jotka ovat piilossa ja havaittavissa yleisesti tunteisiin liittyvinä. Näkymätön organisaatio pitää sisällään osatekijät, jotka ohjaavat tunteiden kautta, vaikuttavat yleiseen työilmapiiriin, sosiaalisiin suhteisiin ja ihmisten käyttäytymiseen.

Näkymättömän organisaation sisällä toimii työyhteisön näkymättömän osatekijöihin kohdistuva ihmisten johtaminen ja tunnejohtaminen, jotka molemmat korostavat työntekijän kuuntelemista, tunteiden kuuntelemista ja huomiointia sekä näiden positiivista tukemista. Johtaminen on tällöin työntekijöiden saumattoman työnteon mahdollistamista ja tukemista. Johtamistaitoon sisältyy kokemuksellista osaamista sisältävä hiljaisen tiedon käyttö. Motivaationa pitää olla halu käyttää ja kehittää muiden osaamista. Johtajan on tärkeää käyttää ja kehittää omaa tunneälyä ja käyttää rohkeasti osaamistaan ja reflektoida omia mietteitä, luovuutta, käyttäytymistä ja toiminnassa käyttämiään keinoja monipuolisesti. Hyväksi johtajaksi kasvaa johtamalla ja analysoimalla (reflektoimalla) omia suorituksiaan.

Tärkeänä ulottuvuutena on työntekijästä/alaisesta välittäminen, jolloin etsitään työntekijän parhaat puolet ja osaamiset sekä kiinnostusalueet.

Sydänmaanlakan (2007) mukaan johtaminen on alaisille ja asiantuntijoille- tarjottua palvelua. Laadukas ammatillinen johtaminen alkaa itsensä tuntemisena ja itsensä johtamisena. Sitä laajennetaan siihen, minkälaista osaamista johtajalla pitäisi olla. Sydänmaan mukaan älykkään johtamisen juurina ovat arvot, periaatteet, persoonallisuus, henkilökohtainen visio ja tavoitteet, energia, lahjakkuus ja tietoisuus. Tällöin johtajan tärkeitä ominaisuuksia ovat empaattisuus, jämäkkyys, vaikuttavuus, tarmokkuus,ja avoimuus. Älykkään johtajan pitäisi osata kommunikoida, rakentaa verkostoja, visioida, valtuuttaa, johtaa tiimiä, valmentaa, johtaa muutosta, havaita, analysoida, tehdä päätöksiä, hallita aikansa, uudistua sekä hallita stressi. Stenvallin (2008) mukaan henkilöstövoimavarat ja esimiestoiminnan kompetenssit ovat yleisjohtajuus, läsnä oleva johtaminen, rohkeus tarttua ongelmatilanteisiin, kyky itsensä likoon laittamiseen, luottamuksen rakentaminen ja valmentava johtajuus.

Näkymätön organisaatio koostuu siis henkilöiden välisistä epävirallisista vaikutuskanavista, mielikuvista, kokemuksista, tunteista, mielipiteistä, arvoista, normeista ja epävirallisista työntekijöiden välisistä ryhmittymistä. Luottamus työntekijöiden välillä on usein näkymätöntä ja ei-kirjallista. Tiedonsaanti on epävirallista, eri työntekijöiden havaittavissa olevat roolit, halut ja tarpeet sisältyvät näkymättömän organisaation sisältöihin. Yksi esimerkki näkymättömän organisaation alueella toimivasta esimiestyöstä on edellä esitelty valmentava esimiestyö. Siinä pääpaino on yksilön ja yhteisön vahvuuksissa ja asioiden ratkaisukeskeisyydessä.

Valmentava johtaminen pyrkii isäämään mahdollisuuksia vaikuttaa omaan työhön ja se lisää eri osapuolten erilaisuuden hyväksyntää ja keskinäistä luottamusta. Tällöin tärkeinä johtamisvälineinä nähdään esimerkiksi johtamisviestintä ja päätöksenteko sekä niiden ohella organisaation informaation suomentaminen ja tulkinta henkilöstölle. Toisinaan esimies joutuu informoimaan vaikeita asioita ja tällöin kyky ottaa vastaan epäluottamuksen osoituksia ja negatiivistakin palautetta henkilöstölle asettaa johtajan jaksamisen koetukselle. Organisaation johtaminen tapahtuu siis näiden kahden organisaation ulottuvuuden sisällöissä ja niiden välisissä asioissa.

On monia asioita, joihin johtaja tai esimies ei voi vaikuttaa. Tärkeätä onkin keskittyä niihin asioihin, joihin pystyy vaikuttamaan ja muuttamaan niitä entistä parempaan suuntaan. Johtamisessa on tärkeätä se, miten muuntaa organisaatiossa saatu informaatio toiminnaksi, mitä ulkopuolelta tulleet määräykset, ohjeet ja suositukset tarkoittavat meidän organisaation eri yksiköissä. Tässä korostuu esimiehen ja johtajan taito selkeyttää ja tulkita saatuja viestejä. Kehitetään menetelmiä, mm. aikaansaannoskykyisyyttä, osaamista, innovatiivisuutta, viihtymistä, työmotivaatiota ja työkykyä. Pyritään käyttämään fyysistä, rationaalista, emotionaalista ja henkistä osaamista toiminnassa, jossa työntekijät osaavat tehdä itsenäisesti ja itseohjautuvina tiimeinä työnsä, ilman valvontaa ja käskemättä. Organisaatiossa pitää kuitenkin luoda tähän edellytykset. Tällaisessa organisaatiossa johtajat ja henkilöstö toteuttavat prosessina johtajuutta yhdessä. Tällöin on tunnusomaista, että johtaja valtuuttaa alaisensa, antaa hänelle vapaat kädet toimia ja pysyy tarvittaessa poissa toiminnan ja kiireen tieltä.

Viestintä ja yhteistyö on johtajan toiminnassa yksi keskeisimmistä tehtävistä. Esimiehenä johtamisviestintä ulottuu oman yksikön lisäksi koko organisaation ja yhteistyökumppaneiden toimijoihin. Yhteistyö ammattijärjestöjen, luottamusmiesten, viranomaisten ja muiden vertaisorganisaatioiden kanssa on jatkuvasti toteutuvaa. Yhteistyö asiakkaiden omaisten, koulutusyhteisöjen, opiskelijoiden ja ohjaajien kanssa on organisaation toiminnan ja imagon vuoksi tärkeää.

Mediasuhteiden hoito onkin muodostunut yhä tärkeämmäksi osaksi johtamista. Tärkeää onkin osata ja opetella viestiminen erilaisten ihmisten kanssa. Mediasuhteiden luominen ja monipuolistuminen vaatii jokapäiväistä joustavuutta johtamisessa.

Onnistuessaan ne antavat runsaasti uudenlaisia välineitä johtamisen toteuttamiseen. Epäonnistuneella ja huonolla viestinnällä ja vajaalla tiedottamisella sekä epäselvillä ohjeilla voidaan hidastaa toiminnan joustavuutta ja sujuvuutta jsekä madaltaa ihmisten motivaatio, kiinnostus toimintaan ja sen kehittämiseen. Tämä altistaa jaksamattomuudelle.

Johtajien työssä jaksaminen

Tässä luvussa aluksi käsittelen johtajien ja esimiesten jaksamisen yhteyksiä kansallisten ja kansainvälisten taustamuuttujien kautta. Toiseksi kuvailen jaksamista organisaatiojärjestelmien, johtajien työtehtävien ja vaatimusten sekä henkilöstön ja muiden työtoimijoiden kanssa tehdyn yhteistoiminnan näkökulmista. Vuosikymmenien ajan on tutkimuksissa, kirjoissa, koulutuksissa, julkisissa puheissa ja käytännön toimissa tuotu esille maailman muuttuminen. Mitä muutoksilla seurauksineen kulloinkin tarkoitetaan? Maailma on aina muuttunut. Kehityksen ja keksintöjen myötä muutoksia tapahtuu, osa niistä on askel parempaan, osa huonompaan. Maailmanlaajuiset muutokset ovat kansainväliseen kauppaan, suurvaltojen tai luonnon mullistuksiin tai kriiseihin sitoutuneita. Sodat, ilmastonmuutos, uudet taudit, maailman liikakansoitus ja nälänhätä sekä siirtolaisuuskysymykset luovat pohjia suurille muutoksille. Yksinvaltiaat ja eri uskonnot aiheuttavat toimintatavoiltaan muutoksia.

Kun lähennämme pohdintojamme koko maailman muutoksista Eurooppaan, tulemme EU:n muutos- ja vaikutusalueelle. Erilaiset muutokset aiheuttavat sääntelyn ja normien vaihtoja teettäen työtä Suomenkin eduskunnalle, hallitukselle ja virkamiehille. Koko maailmaa ja Eurooppaa koskevat muutokset aiheuttavat osan organisaatioiden muutoksista. Näyttää siltä, että tärkeimmät tavoitteet ruokkivat kiirettä, vaativat jatkuvia tulosparannuksia ja kohottavat rahan ja markkinatalouden keskeisimmiksi arvoiksi ja päämääriksi. Edellytetään, että jokainen henkilökunnan edustaja, esimies/johtaja marssii kohti näitä päämääriä tehtyjen strategioiden saattelemina. Tämän rinnalla kulkevat laajat muutokset eri kansakuntien kulttuureissa. Tosin niihinkin on aina kautta koko historian sisältynyt muutoksia.

Miten edellä kuvatut asiat ovat yhteydessä johtajan jaksamiseen? Eivätkö ne ole varsin kaukana terveydenhuollon organisaation toiminnasta ja potilaiden hoidosta?

Mielestäni edellä olevat asiat vaikuttavat osaltaan johtajan jaksamiseen taustavaikuttajina. Organisaatio on yhteiskunta pienenä kokonaisuutena. Jokainen potilas, omainen, opiskelija, yhteistyöviranomainen tai muu yhteydessä oleva toimija tuo mukanaan vallitsevan kulttuurin ilmentymiä. Johtaja ja esimies on usein organisaation edustajana vastaanottamassa toimijaa. Hän toimii vuorovaikutuksessa hyvin erilaisten toimijoiden kanssa joutuen joustamaan, ottamaan vastaan kiitosta tai kritiikkiä ja tekemään yhteistyösopimuksia. Johtaja on työjuhta ulkoisten suhteiden hoitamisessa, verkostojen ja yhteistyön rakentamisessa organisaation sisälle, mutta myös taloudellisten toimintapuitteiden varmistamisessa.

Työtoiminnassa dialogi – käsite yhdistetään ihmisten jaksamiseen. Tämä koskee sekä henkilöstöä että johtoa. Dialogi ilmentää jaksamisen eri lähestymistavoissa sitä, että sen kokemus on jokaiselle yksilölle ja työyksikölle omanlaisensa. Toimivassa organisaatiossa tunnistetaan dialogin toteutuminen. Hyvä dialogi perustuu aitoon minä - sinä - suhteeseen, joka on avoin, suora, molemminpuolinen ja läsnä oleva. Toimiva dialogi on organisaatiossa tasapainoisen kehittymisen perusedellytys.

Työyhteisö kehittyy oikeaan suuntaan, kun yhteisiä asioita koskevat päätökset perustuvat avoimeen keskusteluun ja yhteisen tahdon muodostukseen henkilöstön ja esimiehen välillä. Johtaja on alati esillä. Hän voi olla karismaattinen keulakuva tai melko sisäänpäin kääntynyt ihminen henkilöstölle, kumppaneille, sidosryhmille ja asiakkaille. Yhteistyö eri toimijoiden kanssa on erittäin tärkeää, vaativaa ja antoisaa. Myönteinen dialogi ja yhteistyö luo ja lisää voimia sekä antaa tukea johtajalle.

Miten sitten maailmanlaajuiset muutokset näyttäytyvät terveydenhuollon organisaatioissa? Työtoiminta on terveydenhuollossa entistä vaativampaa. Väestön vanheneminen, samanaikaisesti työvoimapula, taloushuolet, välinpitämättömyyden lisääntyminen, keinottomuus ja itsekkyyden vahvistuminen luovat vaikean yhtälön. Yhtälöä kuormittaa vielä lisäksi vanhojen, kuten tuberkuloosi tai tuhkarokko, uudelleen esiintyminen ja uusien erilaisten sairauksien lisääntyminen (esimerkiksi superbakteeri, epola, koronavirus), joihin ei ole löydetty toimivia rokotteita, lääkkeitä tai hoitoja. Lisäksi lääkkeet voivat olla kalliita, tehottomia tai rokotteet ovat kehitysvaiheessa. Organisaatioissa maailmanlaajuiset ja kansalliset uhat voivat välillisesti aiheuttaa väsymystä, uupumista tai fyysistä sairastelua. Näin saattaa tapahtuu myös johtajille, jotka ovat jatkuvien uusien odotusten ja vaatimusten puristuksessa. Nopeasti muuttuvat odotukset organisaation sisältä ja ulkopuolelta vaativat hyvää yhteistyötä esimiehen ja henkilöstön välillä. Vaatimuksiin tulee vastata yhteisvoimin, muuten jaksamattomuus uhkaa. Johtaja luo julkikuvan organisaatiostaan. Tästä näkökulmasta johtaja ja esimies on oman jaksamisensa äärellä vaikeassa asemassa.

Sosiaali- ja terveydenhuollon hallinnollisiin rakenteisiin ja työkulttuuriin asetetaan siis muutospaineita. Poliittisilta- ja virkamiespäättäjiltä ja organisaatioiden ylimmältä johdolta odotetaan päätösten ja tiedonkulun läpinäkyvyyttä, organisaatioissa rakenteiden yksinkertaistamista sekä johtamistasojen vähentämistä.

Erityisesti vanhusten hoitotoimintaan on vuosia kohdistunut runsaasti erilaisia paineita ja vaatimuksia. Haasteita luovat väestön vanheneminen, taloudellinen niukkuus, työympäristöjen ja - rakenteiden nopea muuttuminen, kiiretekijät ja toiminnan ohjauksen pirstaloituminen. Jo pitkään tekeillä oleva Sote-uudistus luo paineita koko sosiaali- ja terveydenhuollon kentälle. Odotetaan, että myös johtamisen pitää modernisoitua. Ruohonjuuritasolla ilmenevät ongelmat, kuten esimerkiksi hoidossa olevien vanhusten läheisten odotukset ja henkilöstön ikääntyminen sekä eläkkeelle siirtyminen, luovat huolta vanhushoidon laadun varmistamisesta. Näkyville asettuvat vastakkaiset hallinnolliset, taloudelliset arvot ja toisaalta ihmiskeskeiset, hoidettavien vanhusten tarpeista nousevat arvot luovat omat paineensa vanhusten hoitotyön laadullisuudelle.

On tärkeää tunnistaa ja tunnustaa, että sosiaali- ja terveydenhuollon työkulttuurin murrosaika asettaa siis paineita sekä makro- että mikrotasoille organisaatioiden kyvyn jatkuvan muutosvalmiuden ja -hallinnan sekä epävarmuuden sietämisen vahvistumiseksi.

Johtajalla ja esimiehellä on runsaasti laaja-alaisia, suuria ja pieniä tehtäviä. Kuitenkaan ei ole mahdollista toteuttaa yksin kaikkia ammattiin liittyviä toimia. Suurin osa toiminnasta tehdään yhteistyönä muiden johtajien, esimiesten, eri toimijoiden ja henkilöstön kanssa. Tämä on oleellista huomioida silloin, kun puhutaan johtajan jaksamisesta. Muuttuva työelämä tuo tullessaan esimerkiksi teknologian kehitysvaateet potilaiden hoidossa sekä hallinnossa. Kehitys on nopeaa, teknologian aiheuttamat vaatimukset ja mukanaan tuomat ongelmat luovat vaatimuksia. Työtoiminnan todelliset muutokset ovat monesti useiden palapelien koostamista, ajattelun monipuolistamista ja toimintojen uudistamista vaativien työtehtävien uudistamisen varassa. Myös nykyinen talouselämä heijastaa muutosvaateet organisaatioihin. Se vaatii esimieheltä ja johtajalta aikaansaannos- ja toisinaan riskinottokykyä. Se vaatii heittäytymistä ja uskallusta tarttua uusiin tapoihin taloudellisissa asioissa.

Esimiehenä voi toteuttaa rohkeasti itseään, sitä, mitä on ja hakea käyttöön niitä potentiaalia eväitä, mitä yksilönä on. Se ei ole itsekeskeisyyttä eikä itsepäisyyttä. Toisinaan voimakas itsekriittisyys voi ohjata itsensä toteuttamista väärään suuntaan tai johtaa tehottomuuteen. Seurauksena voi ilmaantua jaksamisen ongelmia ja riittämättömyyden tunteita.

Psykologi Anna Salmen (2017) mukaan itsekriittisyys liittyy siihen, kuinka ihminen arvioi itseään. Se voi viedä elämänilon ja mieli täyttyä kielteisistä tai itseä moittivista ajatuksista. Jokainen ihminen on jonkin verran itsekriittinen, koska ihminen arvioi itseään ja omaa toimintaansa. Liiallisen kriittisyyden voi tunnistaa siitä, että mieli täyttyy kielteisistä ajatuksista ja tulee väsymyksen sekä alavireisyyden oireita. Itsesyytökset ovat myös tunnusmerkkejä liiallisesta itsekritiikistä. Kriittinen ihminen tuntee itsensä huonoksi ja riittämättömäksi.

Uupuneena ja väsyneenä esimies tai johtaja on alttiina itsekriittisille ajatuksille. Voimakkaat oman itsen ja ulkopuoliset odotukset saattavat lisätä kriittisyyttä ja aiheuttaa ahdistuneisuutta ja masennusta. Salmen mukaan itsemyötätunto on oiva lääke kriittisyyteen. Se on hyvä lääke silloin, kun kriittisyys on voimallista ja kapeuttaa elämää. "Itsemyötätunto tarkoittaa sitä, ettei vaadi itseltä mahdottomia, eikä tuomitse itseä virheistä. Se sisältää ajatuksen siitä, että olemme kaikki keskeneräisiä ja meillä kaikilla on omat pulmamme. Täydellisyys on siinä mielessä mahdotonta."

Kun esimies on löytänyt oman johtamisen tavat ja johtajuuden, pystyy helpommin toimimaan itsenäisesti ja antamaan tilaa muiden osaamiselle ja mielipiteille. Kysymys on luottamuksesta, kun luottaa itseensä, on helpompi luottaa myös muihin. Tämä auttaa ja helpottaa johtajan jaksamisessa. Johtajan ei tarvitse pitää kulisseja yllä. Ne kuluttavat turhaan energiaa. Kulisseja ylläpitäessään ihminen irtaantuu omasta itsestään eikä tunnista omaa persoonaansa.

Eräässä televisio-ohjelmassa "Flinkkilä ja Tastula Kohtaamisia" pohdittiin maailmaa näkymättömyyden kautta. Miten tavanomaista elämää voisi arvostaa nykyistä enemmän ja mitä kaikkea näkymättömän takana ja taustalla tapahtuu? Tavallinen ihminen ei tee itsestään numeroa. Tavallinen ihminen on usein inhimillisesti lämmin, siihen ei sisälly ilkeydet eikä pahantahtoisuus. Sen sijaan katsotaan hyväksyvin silmin kunniaa tuottavista asioista ja jutuista. Taustalla on syvä inhimillisyys ja ihmisten kokemat vääryydet, sairaudet tai epäoikeudenmukaisuudet eivät ole vanginneet ihmistä. Tällainen mahdollistaa johtajan jaksamisessa innostuneisuuden, arkinen turvallisuus on tärkeää. Ihailun ja narsistisuuden kaipuu ei nouse esille sosiaalisissa tilanteissa. Johtaja on julkinen hahmo. On hyvä, jos hänellä on paljon itseluottamusta ja samanaikaisesti luottamusta oman tiimin toimintaan. Kun johtajalla on kykyä arvostaa tavallista toimintaa, se rikastaa ja lisää hyvinvointia tiimin työntekijöillä sekä johtajalla itsellään.

Samassa ohjelmassa esiintynyt professori, filosofi Esa Saarinen pohti, miten kyky arvostaa tavallista mahdollistaa toiminnassa epätavallisen voiman. Se luo innostusta ja on kestävä lähestymistapa työyhteisöissä. Mielestäni edellä oleva on tärkeä oivallus johtajan jaksamisen näkökulmasta. Esimies ja johtaja ovat kohdattavissa tavallisina ihmisinä eivätkä voi vastata ylimitoitettuihin odotuksiin. Kenelläkään ei voi olla äkillisesti muuttavia tai onnellisuutta tuovia keinoja tai toimenpiteitä, joiden avulla selviydytään monimutkaisen ja epävarmuutta täynnä olevan maailman eri tilanteista. Kun laskeudumme ihmisen tasolle kohtaamaan toisemme, myös johtaja, tavallisena ihmisenä, joilla on samantyyppiset sisäiset tarpeet, ilot, surut, pelot ja monenlaiset tunteet, voimme löytää yhteyden, jonka avulla selviämme arkisen työelämän ongelmista.

Esimiehen ja johtajan jaksaminen muodostuu monista eri osatekijöistä. Väsymys – stressi- uupumus – masennus – fyysinen sairastumis-kierre koskee myös esimiestä ja johtajaa. Esimiehen jaksaminen on tuotava näkyväksi. Johtajien ei pidä hävetä eikä piilottaa jaksamattomuuttaan, vaan todeta se ihmisyyteen kuuluvaksi ja inhimilliseksi. Jaksamisen osatekijöitä voivat olla terveys, mielenrauha esimiehenä, työyhteisön ihmissuhteet, taloudellinen vapaus, yhteiset tavoitteet, itsetuntemus, itsensä johtaminen ja itsensä toteuttaminen. Myös henkilöstön tulee hyväksyä esimiehen tai johtajan jaksamisen rajat ja rajoitukset.

Esimiehen jaksamisella voi olla hyvinkin laajat vaikutukset työyhteisöihin tai koko organisaatioon. Jaksamattoman johtajan voi olla vaikeata kuulla henkilöstöä tai kollegoitaan, ja antaa heille tarvittavaa tukea, koska oma energia on vähissä. Tarkkonen (2012) esittää, että esimiehen oma työhyvinvointi on yksi edellytys sille, että työyhteisön työhyvinvointi on hyvä. Mikäli esimies on sairastunut, uupunut tai ahdistunut työhönsä, heijastaa hän sitä työyhteisöön. Sen takia myös esimiesten itsensä on pidettävä kiinni omasta hyvinvoinnistaan. Vuorovaikutus tulisi olla hyvää esimiehen ja työntekijöiden välillä, jotta se olisi apuna kehittämässä hyvää työhyvinvointia. Esimiehen on hyvä tiedostaa että jokaisessa ihmisessä on kehitettävää, myös johtajissa. Työhyvinvoinnin johtaminen ei ole yksiselitteistä ja se on haastavaa, mutta myös palkitsevaa onnistuessa. Esimiehen tulee siis huolehtia omasta terveydestään ensisijaisesti. Kukaan ei ole korvaamaton ja itsestä on lupa, jopa velvollisuus huolehtia. Mielenrauha on kaikkein tärkein esimiehen menestyksen osatekijä. Siitä ei voi tinkiä.

Tärkeätä jaksamisen kannalta on se, että johtaja voi hakea/saada käyttöönsä tekniikoita ja työkaluja, joita hän voi soveltaa omassa toiminnassaan, esimerkiksi työongelmien ongelmakäyttäytymisen ratkaisuja hakiessaan sekä tukea välineiden kehittämiseksi ja käyttöönottamiseksi. Omaa joustavuuttaan, resilienssiä, myötätuntoa itseä kohtaan tulisi pyrkiä kehittämään, erityisesti työelämän muutoksissa. Johtajan omien tunteiden kohtaaminen ja omien arvojen tunnistaminen ovat esimiehen työtoiminnassa ydinelementtejä.

Työyhteisön ihmissuhteet ovat ensisijaisen tärkeitä, jotta jaksaa. Sovitut arvot, holistinen ihmiskäsitys, älykäs työyhteisö, vuorovaikutteisuus, yhteisöllisyys ja mahdollisuudet moniammatilliseen yhteistyöhön, kehittäminen ja johtaminen työyhteisön vahvuuksien kautta, hyvät käytännöt ja jatkuva puheeksi ottamisen mahdollisuus auttavat jaksamaan.

Taloudellinen vapaus on melko harvinaista nykyisin. Kuitenkin se vaikuttaa johtajan jaksamiseen, koska työyhteisössä ei voi tehdä tuloksellista työtä, jos esimiehen resurssit pääasiassa käytetään talouden tasapainotteluun ts. tehdään työtä taloudellinen sivu edellä. Terveydenhuollon johtamista pitää tehdä asiakas- ja henkilöstökärki edellä. Organisaatiolla ei voi olla yhteisöjen kanssa erilaiset tavoitteet. Organisaation tavoitteet tulisi perustua hyväksyttyyn strategiaan ja tavoitteet jalostaa jokaisen työyhteisön omiksi tavoitteiksi (ison palapelin osana). Kun yhteisössä sovitaan tavoitteet ja muodostetaan yhteinen tahtotila, niin kaikkien tulee olla vastuussa omasta sitoutumisestaan ja työstään. Esimiehen pitää ja on lupa puuttua tähän. Edellä olevat asiat vaikuttavat osaltaan johtajan jaksamiseen.

Työelämän lisäksi johtajan jaksamiseen vaikuttavat yksityiselämän tekijät. Oma perhe-elämä, taloudelliset asiat tai terveyshuolet vaikuttavat myös työssä näkyvään johtajuuteen enemmän tai vähemmän esimiehen persoonasta riippuen. Jokainen johtaja on elänyt omanlaisensa lapsuuden ja nuoruuden. Monet tekijät ja vaikutukset ovat muovanneet johtajan persoonallisuutta varhaislapsuudesta lähtien. On hyvä, jos jokainen itse ymmärtää näiden tekijöiden vaikutukset ja kauaskantoisuuden aina aikuisuuteen saakka. Johtajan itsensä on hyvä tietää, miksi reagoi työyhteisössä oleviin työntekijöihin ja tilanteisiin juuri sillä tavoin kuin reagoi. Ymmärrys ja itsensä hyväksyminen sellaisenaan kuin on helpottaa itsensä ja muiden johtamista. Nämä asiat tahtovat unohtua työyhteisön kiireisissä vaatimustilanteissa.

Pohtiessani omia kokemuksia työssä oloni ajalta, jään miettimään esimiehen työkuormituksen määrää. Koettu stressi ja työmäärä ovat olleet melko mittavia työssäni. Töitä oli yksinkertaisesti liikaa ja toimintakenttä oli pirstoutunut. Ulkopuolelta tai omalta esimieheltä tulleet moninaiset tehtäksiannot loivat kiireen ja tunteen, ettei mikään aika riitä. Organisaatiossa vallitsi määrätynlainen toiminnan ennakoimattomuus. Ajan puutteen ja hallitsemattomuuden tunteen loivat monet hyvinkin erilaiset työtehtävät ja ulkopuolelta määritellyt aikataulut.

Mieleen tulee monia kysymyksiä. Onko kaikki hallinnossa tehty/tehtävä työ tärkeätä ydintyötä? Voisiko kehittämisprojekteja, kokouksia, suunnittelua, koulutustilaisuuksia ja palavereja vähentää? Olin monesti turhautunut, kun istuin kokouksessa, jossa lopulta ei päätetty mitään. Samanaikaisesti tunsin riittämättömyyttä siitä, että työyhteisöissä, joita johdin, ei ollut läsnä olevaa johtajaa. Pohdin myös sitä, onko välttämätöntä keskustella demokraattisen päätöksenteon nimissä jokainen asia jokaisen ammattiryhmän, luottamismiehen tai luottamushenkilön kanssa? Tällä en tarkoita esimerkiksi työsuojelu- tai yhteistoimintalain alaan kuuluvien lakien sisältöjä tai asioita.

Kokemukseni mukaan käytettiin paljon aikaa projektien tai ideoiden eteenpäin viemiseksi, mutta monet valmiit projektit siirrettiin nopeasti mappi ö:hön. Joko ne eivät valmistuneet tai valmistuttuaan ne todettiin vanhanaikaisiksi. Tätä kirjoittaessani olemme eläneet koronaepidemian aikaa maassamme. Pohdin sitä, onkohan sillä vaikutuksia pitkällä tähtäimellä ydintyön vahvistumiseksi ja nk. turhan sälän vähentämiseksi?

Yksi johtajan jaksamiseen vaikuttava asia oli työtoiminnan häirintä tai vuosikausia kestänyt kiusaaminen. Piittaamattomuus ja puuttumattomuus työtoiminnan arjessa oli valitettavasti toisinaan läsnä vahvasti esimiesten tai johdon taholta..

Olen keskustellut useiden kollegoiden kanssa, jotka kertoivat heitä kohdanneesta kiusaamisesta. Kyseessä saattoi olla saman ammatin omaava henkilö tai muun ammatin edustaja, monesti oma esimies.

Kiusaaja saattoi estää uralla etenemisen, ei hyväksynyt esitettyjä palkankorotuksia, ei tehtyjä toimintasuunnitelmia tai saattoi lisätä työkuormitusta äkillisesti tai siirtää työt toiselle henkilölle ilman perusteluja. Kehityskeskusteluja ei pidetty eikä annettu palautetta tehdystä työstä muuten kuin negatiivista työryhmän tai ylimmän johdon aikana. Joku kiusaava henkilö saattoi julkisesti pilkata alaisensa ulkomuotoa tai vaatteita. Tällainen esimies käytti valtaansa häirintätarkoituksessa ja siten aivan väärin.

Kokemus kiusatuksi tulosta on yksilöllistä. Jotkut esimiehet tai johtajat kokivat kiusaamiseksi kaikenlaiset julkiset vihjailut suoraan puhumisen sijasta. Joskus tuntui siltä, että ajatukset tuli osata lukea. Yhteisissä kokouksissa puhuja ohitettiin, ei annettu puheenvuoroa, keskeytettiin puhe, kohoteltiin olkapäitä tai pyöriteltiin silmiä ja naureskeltiin puheen aikana. Puheenvuoroja voitiin esimiehen taholta vähätellä, puhuttiin päälle, keskeytettiin puhe ja ohitettiin tai tyrmättiin aloitteet, ideat ja julkituodut ajatukset. Myöhemmin esimies saattoi kuitenkin tuoda julki aiemmin kokouksessa esitettyjä ideoita ominaan. Vallan väärin- käyttäjät latistivat ja vähättelivät alaisiaan monin tavoin, toisinaan röyhkeitäkin tapoja käyttäen. Kiusaamiseen sisältyi joskus myös se, että esimiestä saatettiin kuunnella, mutta ongelmien olemassaolo kuitenkin kiellettiin eikä niitä yritetty selvittää yhteisvoimin esimerkiksi työyhteisön henkilöstön tai johdon kanssa. Jotkut entiset kollegani kertoivat myös tiedonpanttaamisen ongelmista. Tietoja ei jaettu vaan niiden avulla nöyryytettiin tai hallittiin yhteisissä kokouksissa. Tiedon panttausta käyttivät niin alaiset kuin esimiehetkin vallan käytön välineenä.

Myös johtajan tai esimiehen alaiset saattoivat häiriköidä esimiestään. Yksi muoto oli nimien kerääminen, jotta joukkovoimalla ei tulevaa johtajaa valittaisi tai hänet haluttiin virastaan pois. Luottamuspula esimiehen ja alaisten välillä on monesti johtanut siihen, ettei alainen tullut/tule ilman luottamusmiestä tai lakimiestä ihan tavalliseen keskustelutilaisuuteen. Omaan ammattijärjestöön otettiin/otetaan herkästi yhteyttä. Mahdollisilla yhteydenotoilla myös uhkailtiin/uhkaillaan. Myös lehdistöön otetaan yhteyttä, toisinaan ennen kuin on edes yritetty selvittää asioita omassa yhteisössä ja organisaatiossa.

Organisaatioissa on nollatoleranssi työn häirinnälle ja kiusaamiselle. Sitä kuitenkin esiintyi jonkin verran. En ole tehnyt tutkimuksia työn häirinnästä, joten edellä esitetyt kannanotot ja kokemukset ovat kollegoitten kanssa käytyjen keskustelujen pohjalta koottuja asioita. Työn häirinnän kohteena oleville henkilöille jäävät loukkaavat ja itseä tai ammatillisuutta vähättelevät kokemukset vahvasti mieleen. Pitkään jatkuessa kiusaamisen kohteena oleva voi menettää terveytensä, itsetuntonsa, ammattiosaamisensa ja halun tehdä yhteistyötä toisen/toisten työtovereiden tai esimiehen kanssa. Kiusaamisen seurauksena jotkut ovatkin vaihtaneet työpaikkaa, ammattia, työyhteisöä tai tehtäviä, hakeutuneet uudelleen koulutukseen tai hakeutuneet työterveyden palveluiden kautta terapiaan. Jotkut purkavat mieltään ja kokemuksiaan työtovereille, ystäville ja perheen jäsenille. Tuen saannin muotojen hakeminen on hyvin yksilöllistä.

Pitkään häirinnän kohteena olevan elämä voi alkaa kapeutua. Väsymyksen, uupumuksen tai masennuksen myötä asianomainen loukkaantuu entistä helpommin sellaisista sanoista ja teoista, joita normaalisti ei huomaisi lainkaan. Pelot ja epäluuloisuus sekä luottamus itseen ja toisiin alkavat horjua. Kuvattu tilanne voi olla monimutkainen. Toisinaan voi olla vaikeata tietää, mitkä tekijät vaikuttavat nk. kiusaajan/kiusaajaryhmän käyttäytymiseen.

Toisaalta vaatii laajaa selvittämistä, mitä nk. kohteen elämäntilanteeseen sisältyy. Organisaatioissa /työyhteisöissä toimitaan usein perheen tavoin eli suojellaan perheenjäseniä. Kuitenkin on tärkeää puuttua mahdollisimman nopeasti häiriöihin työyhteisön sisällä ja selvittää niitä yhdessä koko tiimin voimin tai vaihtoehtoisesti ohjata henkilöt ulkopuolisen avun piiriin. Syyttely tai syntipukkien nimeäminen ei vie asioita eteenpäin vaan aikuinen ja ammatillinen keskustelu. Tärkeää on työkaverista välittäminen, luottamus ja tuen antaminen.

Esimiehenä koin, että järjestelmät hallitsivat työtä. Tarpeellisten ohjausten ja normien lisäksi organisaatioissa oli runsaasti kirjaamattomia sopimuksia, joita noudatettiin. Osa niistä tuki henkilöstön ja johdon jaksamista, osa määritteli asioita, jotka eivät mielestäni lainkaan tukeneet potilaiden hyväksi tehtävää ydintyötä. Toisinaan tuntuikin, että työtä tehtiin hallinnolle, eikä kansalaisille tarjottuna palveluna. Kärjistäen sanon, että kokemukseni mukaan terveydenhuollon organisaatio on massiivinen olio, joka on hidas käänteissään ja koko henkilöstö tekee "orjien" tapaan työtä toisten ohjaamina ja hallitsemina. Toisaalta rakenteellisia organisaatiomuutoksia tehtiin runsaasti ja nopeaan tahtiin. Toisinaan juuri remontoitu organisaatio tai yksikkö purettiin alas tai sille määriteltiin uudenlainen työtoiminnan sisältö. Edellä tehty työmäärä meni hukkaan ja rahalliset tappiot olivat seurauksena muutoksista. Tällaiset kokemukset koettelivat voimakkaasti puun ja kuoren välissä olevan esimiehen ja johtajan jaksamista aiheuttaen toisinaan uupumista ja masennustakin.

Kokemukseni mukaan toisinaan hyvinkin epäolennaisiin tehtäviin tai toimiin käytettiin paljon aikaa. Vaikutti siltä, että silloinen työskentelyorganisaationi lyhytjänteisessä toiminnassaan ei ajoittain tuottanut tuloksia ennakoimattomien tehtävien tai toimintojen muutosten takia. Organisaatiolla ei ollut tarvittavaa energiaa, ennakointikykyä, pitkäjänteistä suunnittelukykyä, osaamista ja muutosvalmiuksia äkillisistä kriiseseistä selviämiseen. Terveydenhuollon kireä rahoitusbudjetti, henkilökunnan pysyvyys/vaihtuvuus, henkilöstön vajaus ja rekrytointivaikeudet sekä henkilökunnan sairauspoissaolot vaikeuttivat tilanteita, koska henkilöstön määrä oli minimoitu.

Äkilliset kriisitilanteet rikkoivat herkästi tasapainon. Edellä kuvattu aiheutti osaltaan motivaation puutetta niin henkilöstöltä kuin johdoltakin. Työtoiminnan useat keskeytykset ja tehtävien päällekkäisyydet aiheuttivat työrauhan rikkoutumista, riitoja ja huonoa ilmapiiriä. Yleisesti työhyvinvointi oli toisinaan vähäistä ja jaksaminen oli tällöin heikkoa.

Johtajan ja esimiehen jaksaminen tutkitun tiedon valossa

Viime vuosina on enenevässä määrin tutkittu esimiesten ja johtajien jaksamista ja työhyvinvointia. Tässä luvussa kuvailen muutaman tutkimustuloksen valossa johtajien jaksamista ja sen tekijöitä.

Juuti on jo vuonna 1998 tutkinut esimiehinä toimivien jaksamista. Aineistona oli lähes 500 498 johtajaa. Tuloksista kävi ilmi, että jaksamiseen olivat yhteydessä edellisinä vuosina tapahtuneet muutokset, johtamiskulttuurin muutokset ja stressi, joka aiheutui muutoksiin sopeutumisesta. Muutosten seurauksena oli runsaasti paineita tulosten laatutason parantamiselle ja itse tuloksellisuuden kasvulle. Johtaminen oli siirtynyt ihmisjohtamisesta asiajohtamisen suuntaan.

Lähiesimiesten jaksamiseen ja masentuneisuuteen kohdistuneessa tutkimuksessani (Suonsivu 2003) esimiehet kertoivat, että alaisten hyvinvoinnista huolehtiminen oli tärkeätä. Tämän vuoksi omien tarpeiden huomiointi jäi toiseksi. Omat jaksamattomuuden kokemuksensa he sysäsivät piiloon. Eräs esimiehistä kertoikin, että hän näytteli pirteää alaisilleen ja omalle esimiehelle. "Kukaan ei tiedä minun masennuksestani, eikä tule tietämään. Minun velvollisuuteni on huolehtia siitä, että muut jaksavat".

Esimiesten jaksamattomuuden oli laukaissut tai pahentanut työn muutosten ja vaatimusten kasvun välinen ristiriita. Vaatimuksiin vastaamiseksi ei organisaation taholta sitä mahdollistettu. Vanhemmilla esimiehillä oli tunne, ettei oma ammatillinen koulutus riittänyt uusiin vaatimuksiin. Ammattitaito ei riittänyt. Esimiehen paineet olivat kasvaneet voimakkaasti. Työyhteisössä esimies tunsi olevansa altavastaaja, koska hän joutui selvittämään työyhteisön tilannetta omalle esimiehelleen (ylihoitajalle) tai osastonlääkärille (ylilääkärille).

Työyhteisön sisällä hänen täytyi kertoa ulkopuolelta tulevien uudistusten aiheuttamista vaatimuksista. Lähiesimies koki olevansa erittäin ristiriitaisessa tilanteessa. Ensisijaisesti hän huolehti alaisistaan ja oman työyhteisönsä hyvinvoinnista. Samanaikaisesti johto odotti lojaalisuutta ja ymmärrystä uusien ongelmien suhteen. Myös potilaat ja heidän omaisensa olivat entistä aktiivisempia. Organisaatioiden ulkopuoliset tahot, kuten luottamusjohto oli kiinnostunut työyhteisöjen menestyksestä ja taloudellisista tuloksista.

Työn muutoksina esimiehet esittivät sekä rakenteellisia (supistamismuutokset, kehittämismuutokset, työyhteisömuutokset, toiminnalliset muutokset) että sisällöllisiä (muutokset työssä, tehtävissä, hoitoon kohdistuvat muutokset, potilasryhmien ja heidän ongelmien muutokset) muutoksia. Rakenteelliset muutokset olivat seurausta organisaatiotason muutoksista. Näinä esitettiin ammattirakenteiden muutokset, työyhteisöjen yhdistämisestä johtuvat muutokset, laadunhallintaan liittyvät muutokset ja hoidon menetelmien kehittämiseen liittyvät muutokset. Työn sisällölliset muutokset liittyivät potilasryhmien vaihtumiseen, heidän sairausryhmien vaihtumiseen, uusiin tehtäviin, organisatoristen muutosten seurauksena uusien toimintatapoihin ja -malleihin, uusien rakennemallien käyttöönottamiseen, uusien arviointi- ja seurantajärjestelmien käyttöönottoon ja sähköisten tietojärjestelmien kehittelyyn.

Pääsääntöisesti lähiesimiehet totesivat, että muutokset johdettiin ylhäältä alaspäin eikä juurikaan muutosvalmennusta toteutettu. Useimmat esimiehet totesivatkin, että heidän saamansa tuki esimiesten taholta oli melko vähäistä. Vertaistuki koettiin antavaksi. Parhaat foorumit, joissa koettiin tukea saatavan olivat ylihoitajan järjestämät työyhteisöjen esimiesten kokoukset. Niitä toteutettiin säännöllisesti. Kokouksissa pystyttiin puhumaan vaikeistakin työhön liittyvistä asioista. Esimiehet pohtivat paljon muutoksiin liittyviä paineita. Yksittäisen muutoksen etenemisessä oli ongelmia. Ne lisääntyvät, kun useita muutoksia toteutettiin päällekkäin ja peräkkäin. Niistä ei ehtinyt toipua.

Päällekkäisistä prosesseista pahimmillaan seuraa työyhteisön kaoottisuus. Pahimpina kokonaisongelmina ilmaistiin ensinnä se, ettei muutoksen suunnitelma tavoittanut työyhteisön henkilöstöä. Jäi tunne siitä, ettei suunnitelmaa ollutkaan. Suunnitelma jäi irralliseksi arjen toiminnasta. Se näyttäytyi abstraktina. Toisena vaikeutena esitettiin se, ettei kukaan tuntunut välittävän siitä, mitä ongelmia työyhteisöön ja henkilöstölle seurasi muutoksen toteutuksesta, uusista tehtävistä ja toimintamalleista. Jotkut esimiehistä kaipasivat työyhteisössä muutoksen jälkeen uusien työkäytäntöjen kokonaisuuden hahmottamista ja siihen tukea. Se, mitä muutos käytännössä merkitsi ja toi tullessaan, mitä se merkitsisi meidän työyhteisössä ja mitä se merkitsisi työssäni esimiehenä, miten työni muuttuisi, kuka opettaisi, kuka perehdyttäisi, mikä olisi vastuualueeni, roolini, mitkä asiat käytännössä lopulta muuttuisivat ja millä seurauksin kysymykset jäivät ilman vastauksia. Se katkeroitti esimiehiä. He tunsivat olevansa "pelinappuloita, joita joku siirteli oman mielensä mukaan," kuten eräs esimies asian ilmaisi. Muutoksille oli olemassa valtakunnalliset perustelut "valtakunnallisen suunnitelman toteuttaminen paikallisesti, hoidon jatkuvuus ja porrastus" tai esitettiin perusteluina kuntien kustannustietoisuuden kasvamisesta ja sitä kautta tulleista vaateista.

Perustelut jäivät etäisiksi ja "ilmaan", ne eivät kohdanneet ruohonjuuritasoa. Organisaatioissa kerättiin tunnuslukuja taloudellisuudesta, potilastiedoista, kilpailu- ja markkinatilanteesta, organisaation hinnoitteluista verrattuna muihin ja laatuasioista. Kokonaisvaltaisesti ei henkilöstöä koskevia tunnuslukuja kerätty. Joissain organisaatioissa kehittämishankkeet puuttuivat muutoksen jälkeen, jos oli, ne olikin vain enimmäkseen puhetasolla, niiden käytännölliseen toteutukseen ei voitu organisaatioissa satsata, koska ei ollut resursseja. Jaksamattomuuden ja työyhteisötekijöiden yhteyksiä ilmaistiin seuraavin sanoin: "työkulttuuritekijät, yksilöllinen työskentelyyn liittyviä pettymyksiä, johdon ja työntekijöiden yhteistyösuhteet, yhteistyötekijät, työn ja vastuun jakautuminen, työn organisointi tekijät ja teknologia tekijät".

(Ote on lainattu Suonsivu, K. 2003 julkaistusta väitöskirjasta Kun mikään ei riitä).

Terveydenhuollon johtajan toimintaa tarkastelevan "Puun ja kuoren välissä - Hoitotyön johtajan tehtävät ja asema" (Suonsivu 2004) tutkimuksen tarkoituksena oli tuottaa tietoa hoitotyön johtajien tehtävistä ja asemasta sekä jaksamisesta terveydenhuollon eri sektoreilla.

Kartoituksessa käy ilmi, että hoitotyön johtajan pitää tuntea itseään ja olla tasapainossa itsensä kanssa, näin toisten kohtaaminen helpottuu. Työtä kuvattiin yksinäiseksi puurtamiseksi ja puun ja kuoren välissä toimimiseksi. Hoitotyön johtajilla on hyvä peruskoulutus tehtäviinsä, asema ei ole kuitenkaan sen mukainen. Hoitotyön johtajien tehtävät ja asema eivät vastannut kaikilta osin toiminnasta nousevia vaatimuksia. Arvostus näyttää ainakin osin edelleen puuttuvan. Kuvaillut siitä, että muiden alueiden johtajat (lääketieteen ja sosiaalipuolen) hoitotyön johtajia helpommin vahvistavat asemiaan ja vastuitaan, ihmetyttää.

Johtajat kuvailivat keskeisiksi tehtävikseen henkilöstöhallinnon, osaamisen johtamisen, tiedottamisen, taloudellisten asioiden johtamisen, henkilöstön ja hoitotyön johtamisen ja kehittämisen, moniammatillisen yhteistyön ja verkostot, tutkimuksen johtamisen, turvallisuuden ja työsuojelun, tietojärjestelmien kehittämisen, koulutusasiat ja nk. rutiinityöt.

Johtajien työtehtävät olivat siis laajat ja moninaiset. Tehtävät kuvailtiin melko pirstoutuneiksi ja ulkoapäin ohjatuiksi. Pitkäjänteinen suunnittelu ja toiminnan toteutus oli melko vähäistä.

Kartoitustulokset antavat viitteitä siitä, että hoitotyön johtaminen vaatii laajaa tieto/taitopohjaa, hoitotyön substanssin tuntemusta ja alan kokemusta, vahvaa ammatillista koulutusta ja jatkuvaa täydennyskoulutusta, jotta johtaminen kohtaisi terveydenhuollon toiminnasta nousevat haasteet.

Johtajien asema ja vaikutusmahdollisuudet kuvailtiin osin riittämättömiksi. Riittämättömyydellä tarkoitettiin päätöksenteon suppeutta ja esittelyoikeuksien puuttumista esimerkiksi sosiaali- ja terveyslautakunnassa, johtokunnassa tai hallituksessa. Yksityisellä sektorilla kuvailtiin hoitotyön johtajan asema itsenäisemmäksi ja vaikutusmahdollisuudet paremmiksi kuin julkisella sektorilla. Hoitotyön johtaja vastasi oman tehtäväalueensa kokonaisuudesta budjettivastuuta myöten.

Johtajien oma tuensaanti on useilla melko vähäistä. Monilta hoitotyön johtajilta puuttuu esimiehen antama tuki. Johtajat saivat tukea esimieheltä ja organisaatiolta jonkin verran. Tehtävien lisääntyminen ja uudentyyppiset vaatimukset lisäsivät työkuormitusta ja kiirettä. Seurauksena koettiin väsymystä ja uupumusta (42%). Hoitotyön johtajilla oli paljon odotuksia tulevaisuuden suhteen. Ne kohdistuivat muun muassa työn sisältöjen selkeytymiseen, terveydenhuollon koulutusjärjestelmien ja sisältöjen uudistumiseen, täydennyskoulutuksen jatkuvuuteen ja aseman parantumiseen sekä vaikutusmahdollisuuksien lisääntymiseen. Odotettiin tuensaantimahdollisuuksien parantamiseksi, että kehitetään organisaatioihin järjestelmät, joiden puitteissa johtajien tuensaanti mahdollistuu. Myös säännölliset kehityskeskustelut koettiin tärkeiksi. Terveystieteet omana tieteenalana ja käytännössä nk. hoitotyön linja koettiin merkitykselliseksi.

Kartoituksen mukaan terveydenhuollon johtajat tekevät usein työtä kotona. Työasiat pyörivät mielessä aiheuttaen paineita ja stressiä. Töitä kasaantuu. Työ on muodostunut aiempaa kuormittavammaksi ja eteen tulee asioita, joita pitää opiskella, jotta niistä selviää. Teknologia on yksi alue, joka lisää kuormituksen tunnetta, osa haluaa käyttää teknologian suomia mahdollisuuksia työnsä ja hoitotyön kehittämiseen. Kartoituksen mukaan kiireen ja työkuormituksen seurauksena suurimmalla osalla hoitotyön johtajista esiintyi ajoittaista voimakasta väsymystä.

Ajankäytön ongelmat muodostivat selkeän yhteyden työuupumuksen kokemuksille. Kartoituksessani ongelmaa kuvattiin eri näkökulmista esimerkiksi seuraavasti:

> Koetan noudattaa itse itselleni asettamaani työaikaa työpaikalla. Vastuu toiminnasta on ympärivuorokautinen. Kesä- ym. lomilla minulla on sijainen, joka kuitenkin joutuu turvautumaan minuun. On kuitenkin minusta itsestäni kiinni, miten työaikaani noudatan. Kukaan ei odota uhrautumista ja haluankin toimia mallina muulle henkilökunnalle, että itsestään on huolehdittava. Toiminnanjohtaja, yksityissektori.

> Työaika ei riitä kaikista tehtävistä suoriutumiseen ja teinkin ensimmäiset 6kk niin, että tulin aamulla aikaisemmin ja lähdin illalla myöhemmin. Lisäksi olin kahtena lauantaina töissä työn vaativuuden arvioinnin vuoksi. Seurauksena oli se, että ylitöitä kertyi n. 110 tuntia. Tähän esimies sanoi, ettei ole pyytänyt minua tekemään niitä, enkä ole kysynyt häneltä lupaa tehdä niitä. Johtava hoitaja, perusterveydenhuolto.

(Suonsivu, K. Tutkimus on julkaistu Tehyn julkaisusarjassa A: tutkimuksia 1/2004.)

Johtajien jaksamiseen vaikuttavat siis monet tekijät. Kirjallisuus ja tutkimus on pääosin suunnattu tarkastelemaan henkilöstön jaksamista ja työhyvinvointia. Terveydenhuollon esimiehet ja johtajat piilottavat usein oman jaksamattomuutensa. On tosiasia, että he ovat tehtävässään melko yksin. Henkilöstöstä pidetään huolta oman jaksamisen hinnalla. Onko niin, ettei johtaja tai esimies saa olla uupunut, koska silloin ympäristö, alaiset ja oma esimies alkavat nähdä hänet heikkona, ei ammatillisena tai peräksi antaneena luuserina?

Mari Salo on tutkinut lisensiaatintyössään (2008) muun muassa esimiestyöhön liittyviä voimavaroja ja vaatimuksia. Hänen mukaansa johtajilla on vastuu organisaation toiminnasta, sen sujuvuudesta ja tärkeänä elementtinä on sen tuloksellisuus. Esimiehen omalla hyvinvoinnilla on keskeinen vaikutus työtoiminnan toimivuuteen ja siten organisaation perustehtävän toteutumiseen.

Mari Salo (2009) on todennut artikkelissa Esimiesten jaksaminen arjen myllerryksessä (Työterveyslääkäri 2009), että "esimiesten jaksaminen on melko kovalla koetuksella tämän päivän työelämässä. YT-neuvottelut ja irtisanomiset antavat näinä aikoina jaksamiselle oman lisähaasteensa. Esimiehen jaksaminen on koetuksella erityisesti siksi, että hän voi toimintansa välityksellä vaikuttaa ratkaisevasti myös muiden ihmisten elämään ja tulevaisuuteen. Näin käy esimerkiksi irtisanomisten yhteydessä".

Salon mukaan esimiehen on vaikeaa hyväksyä työhyvinvoinnin heikentynyt tilanne. Omissa tutkimuksissani, jotka tarkastelivat johtajaien ja esimiesten työssä väsymistä, uupumista tai masennusta kävi ilmi samanlaisia tuloksia. Johtajien on vaikeaa myöntää itselleen voimiensa vähenemistä. Uupumista ei näytetä henkilöstölle eikä siitä puhuta avoimesti esimerkiksi omalle esimiehelle. Esimiehillä on vahva velvollisuudentunne pitää huolta omista alaisistaan, jolloin oma kunnon hoito jää toissijaiseksi.

Salo kertoo, että esimiesten työssä korostuivat enemmän jaksamisessa auttavat voimavarat kuin jaksamista koettelevat vaatimukset. Esimiestyön voimavarat ja vaatimukset olivat suurimmalta osiin ihmisiin ja heidän kanssaan toimimiseen liittyviä asioita. Tulokset saivat tukea aikaisemmista tutkimuksista. Keskeisimmäksi tekijäksi osoittautui, millainen käsitys ihmisellä on itsestään esimiehenä ja miten hän työhönsä suhtautuu. Tämä tarkoitti voimavaroina kokemuksen merkitystä esimiestyössä, alaisiin luottamista, kohtuullista työhön sitoutumista ja esimiehen tunnetta oman elämän hallinnasta. Jaksamista koettelevina vaatimuksina sama asia näyttäytyi kokemattomuuden tuntemuksina.

Tutkimukseni (Suonsivu 2011) liittyy vuosina 2009–2013 Tampereen yliopiston terveystieteiden yksikössä toteutettuun vanhusten hoitotyön tutkimukseen. Tutkimuksen tarkoituksena oli kuvata vanhusten laitoshoidossa työskentelevien lähiesimiesten kokemuksia ja näkemyksiä työhyvinvoinnista. Lisäksi mielenkiintoni kohteena oli selvittää minkälaisia odotuksia lähiesimiehet luovat työhyvinvointia edistäville tekijöille.

Tutkimustulosten mukaan työhyvinvointi muodostui määrittelyryhmistä: Työhyvinvointi irrallisena muusta työtoiminnasta, työhyvinvointi osana työtoimintaa, työhyvinvointi työtoimintaan sisäänrakennettuna ja työhyvinvointi tavoite- ja ideaalimallina.

Ensimmäisessä ryhmässä koettiin työssä jaksaminen irrallisena muusta työtoiminnasta.. Jaksaminen piti mahdollistaa taloudellisin ja henkilöstöresurssein. Työyhteisön työhyvinvoinnin ja jaksamisen kokemukset olivat yhteydessä työyhteisön tilaan ja tapahtumiin. Se muuttuisi, kun työ toimintaympäristöineen saataisiin kuntoon ulkopuolisin voimin. Ainakin osin työhyvinvoinnin esillä pitäminen ja keinojen kehittäminen ja niiden toteutukset koettiin esimiehen tehtäväksi. Ajanpuute esti osittain työhyvinvoinnin kehittämisen ja toteuttamisen. Työhyvinvoinnin välineiden ja työkykyä (tyky) ylläpitävien toimien kehittämistä ja tyky- tilaisuuksien toteutuksia korostettiin.

Toisessa ryhmässä korostettiin sitä, että työhyvinvointi on osana työtoimintaa. Esille tuotiin se, ettei työhyvinvoinnin kokonaisuutta voi rakentaa yksinomaan pienistä asioista, vaan sen perusta oli työhyvinvointityö yhteisöissä ja se työ oli jatkuvaa vuorovaikutuksellista yhteistoimintaa. Potilaiden ja henkilöstön turvallisuudentunne oli tärkeä työhyvinvoinnin perusta. Työyhteisön me-henkisyys edisti hyvän ilmapiirin luomista ja sitä kautta työhyvinvoinnin edistämistä. Kaikkien yhteisössä työskentelevien vastuuta omasta ja toisten jaksamisesta korostettiin.

Ryhmässä kolme tarkasteltiin työhyvinvointia ja jaksamista sisäänrakennettuna ja yhteiseksi koettuna sekä oikeana asenteena. Lähiesimiehinä heistä sai vaikutelman, että "he olivat itsensä ja johtamisensa kanssa sinut". Lähiesimiehistä valtaosa pyrki miettimään laaja-alaisesti työhyvinvointia suhteessa itseensä, henkilöstöönsä ja työyksikköönsä. Myös organisaatio- ja toimintaympäristötasoa he tarkastelivat sekä vahvuuksien että ongelmien kautta. Osa toi esille sen, ettei työhyvinvointia voinut rakentaa ilman yhteistyötä ja jokaisen vastuunottoa työyhteisössä. Jaksaminen koettiin innostumisena, työstä kiinnostuksena ja työn sisällön kehittämisenä. Siihen liitettiin myönteisiä asioita, kuten "työn iloa, onnistumisen kokemusta ja palautetta". "Työyhteisössä oli tärkeää, että yhteistyö sujuu, ollaan joustavia ja toiminnan tavoitteet toteutuvat." Ilmaistiin myös, että hyvä työhyvinvointi oli työhön vaikuttamista ja oman työn hallintaa. Positiivinen suhtautuminen nykyisyyteen ja tulevaisuuteen näyttäytyi työn sekä työyhteisön kehittämiseksi.

Ryhmä neljä koostui tekijöistä, jotka muodostivat työhyvinvoinnin tavoite- ja ideaalimallin. Jaksamisen ja työhyvinvoinnin tavoitteita pidettiin tärkeinä. Sisäänrakennettu, yhteiseksi koettu työhyvinvoinnin malli edellyttää autonomisuutta, ammatillisuutta, avoimuutta, yhteistä me-henkeä ja esimiehen sekä johdon ymmärtämystä ja tukea. Se on koko organisaation yhteinen asia, vaatii johtamiselta läsnä olevaa ja valmentavaa otetta. Tavoite- ja ideaalimalliin sisältyvät myös työntekijöiden ja työn kunnioitus, esimies- ja alaissuhteiden hyvä kunto, vahvuuksien ja positiivisuuden vaaliminen ja hyväksyminen sekä toiminnan pitkäjänteinen tavoitteellinen suunnittelu, joka tehdään yhteistyönä johdon ja henkilöstön kesken. Toiveina esitettiin, että myös työyhteisöjen sisällä olisi selkeät ja yhtenevät tavoitteet tiedossa ja sisäistettyjä koko organisaation osalta. Esimerkkinä tästä:

Jotta työhyvinvointi tulee huomioiduksi täytyy osastoilla olla selkeät tavoitteet ja yhteiset sopimukset, joiden noudattamista/toteutumista arvioidaan. Tällöin toteutuu myös tasapuolisuus työntekijöiden välillä ja työhyvinvoinnin avainsanana voidaan mielestäni pitää avoimuutta. Jokaisella on oikeus omaan mielipiteeseensä ja hyvässä työyhteisössä sen uskaltaa tuoda rakentavasti julki sekä työhyvinvointiin vaikuttavat myös työturvallisuus, koulutusmahdollisuudet, osastokokoukset sekä mahdollisuus tarvittaessa työnohjaukseen. Pidän osastollamme mielekkäänä sitä, että meillä on työhyvinvointivastaava. Hän käy aihetta käsittelevissä koulutuksissa, toteuttaa työntekijöille aihetta käsitteleviä kyselyitä sekä ylläpitää keskustelua aiheesta. Usein jo se, että yhdessä keskustellaan auki mieltä painavat asiat, luo hyvän ilmapiirin.

Jaksamista edistävät ja ehkäisevät tekijät

Lähiesimiesten kokemukset ja näkemykset työhyvinvointia edistävistä ja estävistä tekijöistä jakaantuivat eri työtoiminnan osa-alueille: vanhus ja hoitotyö, hoitohenkilöstö ja työyhteisö, esimies ja johtaminen sekä terveydenhuollon toimintaympäristö, organisaatio ja muutokset.

Työhyvinvoinnin edistämisen kannalta merkityksellisempiä olivat työyhteisössä ja koko organisaatiossa johtaminen tukitoimineen, yhteistyösuhteet, avoimuus, luottamus ja kuulluksi tuleminen sekä työn autonomisuus. Tärkeänä koettiin potilastyössä perusarvona aito kohtaaminen "ihminen ihmiselle" sekä odotuksena ilmaistiin työyhteisön kehittäminen "välittäväksi työyhteisöksi", jossa toimisi avoin yhteistyö ja autetuksi tuleminen. Tärkeänä todettiin muutostahdin hidastaminen ja työrauhan antaminen välittömälle vanhustyölle.

Painavina työhyvinvointia estävinä syinä ilmaistiin epäluottamus, resurssien puute, työkuormitus, hallitsemattomat muutokset seurauksineen, runsaat ns. välillisten töiden ja seurantojen määrät, epäaito ja perustyöstä etääntynyt johtaminen, poukkoileva päätöksenteko sekä esimiehen tuen puute.

Työhyvinvoinnin kehittämisen odotuksia esitettiin omalle itselle, esimiehelle, organisaatioiden johdolle, omalle henkilöstölle ja työterveyshuollolle. Ne liittyivät sekä tukitoimien laajentamiseen että johtamisen sekä työkulttuurien toimivuuden parantamiseen.

.Tutkimuksessani (Suonsivu 2011) tarkasteltiin myös johtamista eri näkökulmista. Ensimmäiseksi käsiteltiin lähiesimiesten omia kokemuksia ja näkemyksiä organisaation johdon ja oman esimiehen työskentelystä työhyvinvoinnin edistämiseksi. Myönteinen palaute omalta esimieheltä tai ylemmältä johdolta toi tunteen työssä onnistumisesta, oman työn tärkeydestä ja siitä, että arvostetaan tehtyä työtä. Esimerkkinä tästä mielipide: "Asiallinen ja suora palaute myös silloin, kun on toimittu väärin tai kun on jossain parantamisen varaa lisää työhyvinvointia".

Tulosten mukaan tunne siitä, että työssä saa vastuuta omien kykyjen ja intressien mukaisesti yhdistettiin suoran palautteen saamiseen. Ylemmän johdon informaatiotilaisuudet ja tiedotukset onnistumisista edistivät jaksamista.

Toiseksi tuloksissa esiteltiin oman esimiestyön arviointia ja näkemyksiä lähiesimiehen tehtävistä ja roolista. Lähiesimiehet pitivät tärkeänä oman johtamisensa mahdollistamiseksi, että työyhteisön resurssit ja mitoitus olivat kunnossa. Henkilöstön ammatillisuus ja lähiesimiehen oma ammattitaito ja sen ylläpitäminen, koulutusmyönteisyys, autonominen ja ergonominen työvuorosuunnittelu ja vuorotteluvapaa mahdollisuudet olivat esimerkkejä hyvästä esimiestyöskentelystä. Kolmas näkökulma sisälsi lähiesimiestyöskentelyn kokemuksia ja näkemyksiä omien alaisten näkökulmasta. Tulosten mukaan luottamus on keskeinen voimistavan johtamisen arvoista. Luottamus alaisia kohtaan vähentää kontrollin tarvetta, ja lisää muun muassa työntekijän aloitteellisuutta, virikkeellisyyttä, tuottavuutta ja itseohjautuvuutta (Laaksonen 2008). Esimerkkinä eräs mielipide:

> Esimiehen luottamus, arvostus, mielipiteiden kuunteleminen, palaute, kiittäminen ja kannustaminen työntekijöitä kohtaan on tärkeätä sekä aito kunnioitus ja avunanto, koska henkilöstö tekee hoitotyötä vahvasti sydämellä.

Työhyvinvointi ja jaksaminen mielletään tulosten mukaan paljolti esimiehen mahdollistamaksi, ei tekemäksi. Lähiesimies koki olevansa ristiriitaisessa tilanteessa työhyvinvointia kehitettäessä. Johdonmukaisena esimiehenä olemisesta esimerkkinä seuraava:

> Mielipiteitä kysytään ja ehdotuksia esim. uudistamisesta pitää olla. Jos rehellisesti kerrot mielipiteesi, pyrit autonomisuuteen ja itsenäiseen päätöksentekoon ja otat kantaa organisaatiossa tehtyihin päätöksiin, niin äkkiä

oletkin hankala ja sopeutumaton hyvään yhteistyöhön. Käytäntö on joskus erilainen kuin mitä puhetasolla on ilmaistu. Mielipiteet pitää mielellään olla yhdensuuntaisia johdon mielipiteiden kanssa. Tämä luo pettymystä ja luottamus johtoon vähenee entisestään.

Tutkimustulosten mukaan ensisijaisesti esimiehen tulee huolehtia alaisistaan ja omasta työyhteisöstään. Samanaikaisesti ylin johto tai oma esimies odotti lojaalisuutta ja ymmärtämystä uusien ongelmien ja muutosten suhteen. Osa uupumusta kokevista lähiesimiehistä koki väsymyksensä olevan yhteydessä kiireeseen, alati muuttuviin vaatimuksiin, yllättäviinkin muutoksiin ja työyhteisöongelmiin. Kun työtä tuntui olevan liikaa, se aiheutti stressin ja työkuormituksen tunteita. Osa lähiesimiehistä ilmaisi uupumuksen syinä olevan arvoristiriidat: asiakkaita/potilaita pitäisi hoitaa paremmin kuin nykyiset resurssit sallivat.

Tuloksissa todettiin, että terveydenhuollon toimintaympäristö, organisaatio ja muutokset olivat yhteydessä esimiesten jaksamiseen. Organisaation johtamisen tärkeys henkilöstöjohtamisena korostui. Henkilöstöjohtamisen suurimpana heikkoutena oli se, ettei toiminnan kokonaisuutta nyt ja tulevaisuuden suunnittelemiseksi tuntunut hallitsevan eikä koordinoivan kukaan. Ylimmän johdon toiminta oli liian suljettua ja päätöksenteko ei ollut delegoinneista huolimatta tarpeeksi hajautettua. Toinen asia, minkä osa lähiesimiehistä toi esille, oli luottamuspula organisaation johtoa kohtaan. Informaation kulku ja tiedotus toimi huonosti koko organisaation alueella ja osin eri yksiköissä, vaikka viestintää oli jo paljon kehitetty. Tiedon ongelmina esitettiin muun muassa tiedon heikko kulku, tiedon oikea- aikaistamisen ongelmat, tiedon panttaaminen ja informaatiotulva.

Muutama lähiesimies pohti henkilöstöjohtamisen tärkeyttä koko toimintaympäristön aiheuttaneiden paineiden ja muutosten, talouden minimoinnin ja näistä seuranneiden työyhteisöjen ongelmien kannalta. Heidän mielestään henkilöstöjohtamisen panosta tarvitaan näiden kysymysten pohtimiseksi yhdessä henkilöstön kanssa. Esimiehet kertoivat, että organisaatiossa kerättiin tunnuslukuja taloudellisuudesta ja hinnoittelusta, potilastiedoista, henkilöstön päivittäisestä vahvuustilanteista, poissaoloista, jne. Sen sijaan vajavaiseksi jäi, miten tietoja hyödynnetään ja miten potilaiden saama palvelu tietojen avulla tehostui.

Tulosten mukaan negatiivisista tekijöistä pahimpia olivat syrjiminen, takana pahan puhuminen, juoruaminen, työtehtävien taakka, odotuksiin vastaamattomuus, kiusaaminen, sairaudet ja tehtävän yksinäisyys. Ne saattoivat toisinaan lannistaa johtajan, jolloin seurauksena on uupumus, masennus tai fyysiset sairaudet. Jaksaminen oli myös johtajilla erittäin yksilöllistä.

Yhteenvetoa

Työhyvinvointi oli monimuotoinen yksilöllinen kokemus. Työhyvinvointi ja –pahoinvointi olivat läsnä samanaikaisesti. Työhyvinvointi ja jaksaminen ovat aina vuorovaikutuksellista. Lähtökohtana on aina ydintyö eli vanhuksen välittömän hoitotyön laadullinen toteutus ja vanhuksen tyytyväisyys. Työhyvinvointi on "ihminen ihmiselle" -asia ja työyhteisössä välittäminen luo työhyvinvointia. Työhyvinvointi on kokonaisvaltaista ja se sisältyy tiiviisti työn sisältöihin. Parhaiten sitä edistetään, kun se on sidottuna työn kehittymiseen. Työhyvinvointi ei ole työtoiminnoista eikä työprosesseista erillinen asia, eikä sitä tulisi tarkastella erillisenä. Työhyvinvoinnin merkityksellisten asioiden korostaminen vaihtelee henkilöittäin, työyhteisöittäin ja ajoittain.

Lähiesimiesten jaksamisen kehittäminen vaati jokaisen työntekijän ja johtotason motivoitumista ko. asiaan ja vastuunottoa sekä omasta terveydestä että yhteisestä työhyvinvoinnista. Sen edistämisen kannalta merkityksellisempiä olivat työyhteisössä ja koko organisaatiossa selkeä toiminnan perustan lujittaminen, johtaminen tukitoimineen, työn hallinta, yhteistyösuhteet, avoimuus, luottamus ja kuulluksi tuleminen sekä työn autonomisuus. Ristiriidat veivät paljon voimia, koska synergiaedut puuttuvat. Arvojen yhteensopimattomuus, taloudellisten ja pehmeiden asioiden yhteensovittaminen, vaateet osaamisesta ja koulutukseen pääsemisen hankaluus sekä haasteet työkuormituksen ja vanhuksen hoitotyön laadun alenemisen välillä heikensivät työhyvinvointia.

Henkilöstöjohtaminen on työhyvinvoinnin ja toiminnan kannalta tärkeätä, mutta se todettiin vähäiseksi. Henkilöstöltä ja esimiehiltä odotettiin työhön ja organisaation sitoutumista, mutta henkilöstö ei ajoittain tiennyt, millainen oli muutosmyllerryksissä oleva organisaatio, johon heidän pitäisi sitoutua. Organisaation toimintastrategia, päätöksentekojärjestelmät ja toiminnan ohjaus jäivät teoreettisiksi rakennelmiksi, joiden sisältöjä lähiesimies ei välttämättä täysin tuntenut.

Kun ylin johto ei avannut organisaation päämääriä, lähiesimiehet kokivat olevansa ainoastaan vaatimusten kohteina. Toivottiin, että henkilöstöjohtamista vahvistettaisiin siten, että lähiesimies saisi halutessaan tukea muutosten eteenpäin viemisessä ja johtajuustehtävässään. Ristiriitoja aiheuttivat myös eri tahoilta asetettujen tavoitteiden ja realististen toteuttamismahdollisuuksien väliset erot. Tärkeäksi koettua itsenäistä päätöksentekoa ja autonomista työskentelyä vaikeuttivat ulkopuolelta tulevien määräysten ristiriitaisuudet. (Suonsivu 2011.)

Lähiesimiesten uupumusta koskeva (Suonsivu & Surakka 2014) koskeva tutkimus kohdistui lähiesimiesten uupumuksen yleisyyteen ja heidän uupumuksensa voimakkuusasteeseen. Lähiesimiesten uupumuksen voimakkuuden kokemukset jaoteltiin tutkimustulosten mukaisesti voimakkaasti uupuneisiin, erittäin lievästi tai lievästi uupuneisiin ja ei-uupuneisiin. Tutkimus kohdistui erään kaupungin hyvinvointipalveluiden laitoshoidon tuotantoalueelle, sen sairaaloiden vuodeosastojen ja poliklinikoiden lähiesimiehiin.

Uupumusta mittaavan kysymyksen tulokset eriteltiin kolmeen osioon: voimakkaasti uupuneet, joita oli 37,5 %, erittäin lievästi tai lievästi uupuneet 41,67 % ja ei-uupuneet 20,83 %. Oman uupumuksen tunnistamista vaikeutti sen epämääräisyys. Oli vaikeata myöntää, että ei enää jaksa vaan uupuu kuten muutkin ihmiset. Lähiesimiehen oli vaikeata hyväksyä omaa jaksamattomuutta. Toisaalta vähentyneisiin voimavaroihin oli tottunut, eikä enää odottanutkaan itseltä entisenlaista jaksamista. Jaksamattomuuteen turtui. Lähiesimies tiesi oman ammattinsa puolesta uupumuksen tunnusmerkit, itsessä niitä oli vaikeata hyväksyä. Toisaalta tieto siitä, että uupumus ei välttämättä ole syy palkallisen sairauslomaan, laittoi pinnistelemään väsyneenä ja uupuneena. Tutkimukseen osallistuvat kertoivat uupumuksen tunnusmerkkeinä laaja-alaisen ja syvän väsymisen, saamattomuuden, tehtävien loppuun saattamisen vaikeuden, kiinnostamattomuuden, itsetunnon alhaisuuden, riitaisuuden, välinpitämättömyyden, alhaisen motivaation, päätösten tekemisen vaikeuden, univaikeudet ja henkisen loukkaantumisen herkistymisen. Kaikilla uupuneilla esiintyi univaikeuksia ja väsyneisyyttä sekä asioihin paneutumisen vaikeutta. Voimakkaasti uupuneet vastaajat kokivat muita herkemmin yleistä jaksamattomuutta, pystyyn kuolemisen tunteita, erilaisia kipuoireita ja tunteiden latistuneisuutta.

Painavina uupumuksen syinä todettiin työelämään liittyvät äkkinäisesti toteutettavat ja osin perustelemattomat muutokset seurauksineen, työyhteisötekijät, perustyöstä etääntynyt johtaminen ja henkilöstöjohtaminen sekä työkulttuuriset tekijät. Leimallista työkulttuureille oli välittämisen kulttuurin puute työntekoa kuvaavana ilmentymänä. Organisaatioissa ei ensisijaisesti tuettu lähiesimiesten jaksamista. (Suonsivu & Surakka 2014.)

Jarkko Lappi (2019) on tarkastellut opinnäytetyössään "Esimiehen työssä jaksaminen, Esimies osana työyhteisöä" kirjallisuuskatsauksen avulla työhyvinvointia ja motivaatiota sekä johtamista koskevia keinoja, joita huomioimalla esimies voi vaikuttaa positiivisesti työssä jaksamiseensa. Lapin mukaan työhyvinvointi vaikuttaa työntekijän suoriutumiseen jokapäiväisessä arjessa ja on merkittävä tekijä organisaatiossa ja sen sisällä työtä tekevässä työyhteisössä.

Työhyvinvointiin vaikuttavat useat tekijät; työn sisältö, työntekijään liittyvät tekijät, ilmapiiri, johtaminen ja organisaatio. Motivaatio ja innostus ovat tärkeitä jaksamisen kannalta sekä toiminnassa yleisesti. Tuloksista ilmenee, että työmotivaation vaikutus ulottuu myös työyhteisön hyvinvointiin ja sen jäsenten vuorovaikutuksen laatuun. Työhyvinvoinnin ja jaksamisen merkityksen tunnistaminen ja tunnustaminen ovat tärkeitä motivaattoreita ja kannustimia työyhteisöissä.

Annemaija Summasen (2019) väitöskirjatutkimuksessa on tutkittu kolmen kunnan 14 johtoryhmän jäsenten työuupumuskertomuksia haastattelujen avulla. Keskeisinä tuloksina Summanen esittelee työuupumuskertomuksina neljä toisistaan poikkeavaa työuupumustyyppiä: kiistäjä, sinnittelijä, selviytyjä ja puolustaja. Summasen mukaan työuupumus näyttäytyi eri johtoryhmän jäsenille eri tavoin ja erilaisina syvyyksinä.

Tutkimustulosten mukaan työuupumus näyttäytyi väheksyttävänä tai melko tunnistamattomana. Johtajien uupumus oli ainakin osittain tabu ja siitä vaiettiin herkästi. Organisaatioissa ilmiötä ei välttämättä täysimittaisesti havaittu. Summasen tutkimustulosten mukaan työuupumusta aiheutti esimiehen tuen puute, johtajuusongelmat ja huono henkilöstöjohtaminen.

Jaksamisen tukitoimet

Tämän luvun alussa tarkastelen johtajien/esimiesten jaksamisen tukitoimia eri näkökulmista omien kokemusten sekä muutamien tutkimustulosten välityksellä. Sen jälkeen esittelen muutamia tukitoimia, jotka ovat esimiehen ja johtajan jaksamisen kannalta käytettyjä ja varteen otettavia.

Millaista tukea esimiehet/johtajat saavat ja odottavat johtamiseensa? Organisaatioissa tulee olla jaksamista edistävät järjestelmät ja sovitut areenat, jotka ovat säännöllisessä käytössä. Jaksamisesta tulee puhua avoimesti säännöllisissä henkilöstö- ja esimies- ja johtoryhmäkokouksissa. Aika ajoin tulisi tuoda esille organisaation strategiset päämäärät ja tavoitteet. Tavoitteista johdetut linjaukset, toimintaohjeet ja käytännöt sekä organisaation prosessit pitäisi olla kaikkien tiedossa. Kehityskeskustelut tulisi käydä säännöllisesti oman esimiehen kanssa. Esimiehen kanssa pitää selvittää työn sopiva määrä, uusiin tehtäviin perehdytys ja opastaminen, ammatilliset ehdot, osaaminen, työkuva ja vastuiden määrä ja jakautuminen. Säännöllinen palautteen saaminen auttaa jaksamaan. Jaksamiseen vaikuttaa tunne siitä, että voi turvautua omaan esimieheen, saada aikaa ja tukea häneltä.

Edellä oleviin asioihin vaikuttivat monet organisaation ongelmakohdat, kuten informaation jakaminen ja saavutettavuus tietojärjestelmien kautta. Työajaltani muistan, miten tietojärjestelmät takkusivat monesti. Tietojen ulossaanti oli vaikeata, tietojärjestelmäongelmia ei osattu korjata nopeasti ja tietojen siirto oli hidasta ja osittaista. Tuntui siltä, että tietojärjestelmät eivät kyenneet vastaamaan terveydenhuollon kokonaishaasteisiin. Tietojärjestelmien ongelmiin liittyi tiedottamisen katkeileminen ja ajoittainen vähyys. Viestintä oli joko liian niukkaa, vaikeasti saatavilla tai esimerkiksi sähköposteja lähetettiin niin paljon, ettei niitä ehtinyt lukemaan niin, että olisi pystynyt reagoimaan tai vastaamaan tarpeeksi nopeasti.

Sari Lepistö (2006) on tutkinut pro gradu-tutkielmassaan "Hoitotyön johtajan työssä jaksamiseensa saama tuki" erilaisia johtajien tukimuotoja johtajien kokemuksina. Tulosten mukaan tuki koostuu johtajien omista vaikutusmahdollisuuksista ja tekijöistä, jotka ilmenevät suhteessa toisiin työntekijöihin. Lepistö jakaa tuen "henkilökohtaisiin asioista, työnryhmän tuen, organisaation tarjoamin palveluihin ja raamitettuihin työvälineisiin".

Mari Salo (2008) pohtii lisensiaatintutkimuksessaan esimiesten jaksamiseen antavia voimavaroja. Hänen tutkimuksessaan korostuivat esimiesten työssä jaksamista auttavat voimavarat jaksamista koetteleviin vaatimuksiin verrattuna. Tärkeinä tekijöinä korostuivat esimiehen itsetunto ja kokemattomuus/kokemuksellisuus työssä. Voimavaroina korostuivat sosiaalinen tuki, vaikuttamismahdollisuudet, työn haasteellisuus ja alaiset. Voimavaratekijät ja vaatimukset liittyivät suuremmalta osin ihmisiin ja heidän kanssaan toimimiseen. Yksityiselämän voimia antavat tekijät ja rentoutumiskyky auttoivat jaksamaan.

Omissa tutkimuksissani tuotiin esille myös yksityiselämän tasapinoisuus ja perhe johtajien jaksamista lisäävinä tekijöinä. Yksityiselämän tukimuodot olivat eniten käytössä. Lomilla ja viikonlopuilla rentouduttiin, sairauslomia oli uupumuksen vuoksi käytetty melko vähän.

Omien tutkimusteni (Suonsivu 2003, 2004, 2010, 2013) mukaan johtajilla ei juurikaan ollut käytössä organisaation antavia tukitoimia. Tukitoimina he mainitsivat keskustelut ja työn ongelmien jakamisen toisten johtajien kanssa, kollegiaalisen tuen, lomat, vuorotteluvapaat, virkavapaudet, työnohjauksen ja sisäisen- ja täydennyskoulutuksen. Oman esimiehen kanssa ei monikaan ollut puhunut jaksamisestaan.

Ennenaikaiselle eläkkeelle siirtymistä pohdiskeli muutama esimies. Joillakin normaali eläkeikä oli melko lähellä ja useilla muutaman vuoden kuluttua.. Myös työkierto ja muuhun työhön liittyvät hankkeet väliaikaisena nykyisestä työstä poissiirtymisenä olivat jonkin verran käytössä. Alaisten antama tuki ja esimiehen tuki koettiin tärkeinä tekijöinä. Verkostoituminen erilaisten toimijoiden kanssa oli lisääntymässä.

Työterveyshuollon palveluita oli käyttänyt vain muutama. esimies ja johtaja. Kuitenkin työterveyshuollolla on monenlaisia keinoja ja mahdollisuuksia antaa tukea-antavia palveluita. Terveydenhuollon organisaatiolla on toimintasuunnitelma, jonka tavoitteena on henkilökunnan ja esimiesten työkyvyn säilyminen, terveyden edistäminen ja sairauksien hoitaminen sekä kuntoutus. Jokainen työntekijä saa halutessaan myös ohjausta ja neuvontaa työhön tai itseen liittyvissä ongelmissa. Työterveyshuollossa kartoitetaan työntekijän tai esimiehen tilanne ja ohjataan tarvittaessa erikoissairaanhoitoon, terapiaan tai muihin tarvittaviin toimenpiteisiin. Työterveydestä ollaan yhteydessä esimieheen ja asianomaiseen sairauslomalla, mikäli siihen on tarvetta. Toimenpiteet tehdään aina yhteistyössä asianomaisen palvelujen saajan kanssa. Tukitoimia, toimintamahdollisuuksia ja -keinoja haetaan asiakkaan kanssa yhteistyössä.

Työnohjaus

Työnohjaus on terveydenhuollon yksi käytetyimpiä tukimuotoja. Työnohjaus voi olla yksilöön suuntautuvaa tai ryhmämuotoista. Se on työtapa, menetelmä ja siinä tarkastellaan asioita kehityskulkuna eli prosessina. Perusvälineenä on keskustelu (Siltala 2004). Työnohjausta leimaa tapaamiskertojen toistuvuus säännöllisesti ja pitkäaikaisesti. Työnohjaus on prosessimaista ammatillista toimintaa, jossa esimiehet/johtajat saavat työnohjaustilanteissa säännöllisesti tukea työtilanteiden ammatilliseen kasvuun, johtamiseen ja esimiestyöhön. Se on oman työn tutkimista joko yksilönä tai ryhmämuotisesti siten, että mahdollistuu omista ajattelu- ja toimintatavoista oppiminen johtajan työstä yksilönä, työyhteisön toiminnasta ja johtajasta itsestään. Työnohjauksessa voidaan ratkoa työtoiminnan ongelmia, tai paneutua yksilön/yhteisön työn kehittämiseen, käydä palautekeskusteluja tai suunnitella tulevaisuutta nykyisyyden ehdoilla. Yksilötyönohjauksessa voidaan erityisesti paneutua omaan itseen liittyvien ongelmien, suunnitelmien ja ideoiden läpikäymiseen. Tilanteissa voidaan tarkastella alaisten ja itsen välisiä asioita tai omaan esimiessuhteeseen kohdistuvia tuntemuksia tai ongelmia.

Työnohjaustilanteissa ohjaustyöhön kouluttautunut työnohjaaja yhdessä ohjattavansa (ohjattaviensa) kanssa käy dialogisessa suhteessa ohjauskeskusteluja. Työnohjaustilanteissa tutkitaan ohjattavan työtä ja johtamistilanteita, jotta ohjattava oppii sekä löytää uusia voimavaroja ja ratkaisuja kehittääkseen työtään. Tärkeätä työnohjaajan roolissa on se, että hän tunnistaa työtoiminnan tekijöitä, organisaatiokulttuurin ulottuvuuksia, työryhmän ryhmädynamiikkaa ja vuorovaikutuksellisia elementtejä. (Keskinen ym. 2005, Suonsivu 2014.)

Johdolle ja esimiehille kohdistetaan monesti myös hallinnollista työnohjausta. Työnohjausmahdollisuuksien tarjoaminen esimiehille palvelee yksilöiden lisäksi koko organisaatiota, sillä esimiehen jaksamisella on selkeä yhteys työyhteisön toiminnan välityksellä organisaation varsinaiseen potilastoimintaan.

Työnohjaus on myös merkittävää työhyvinvointia edistävää toimintaa. Se on kokemuksellista oppimista perustuen vuorovaikutusprosessiin ja sen toimivuus perustuu käytännönläheisyyteen ja ratkaisukeskeisyyteen. Työnohjaus lähtee ohjattavan tarpeista ja näin ollen rikastaa ja uudistaa työtä sekä työyhteisöä. Työnohjauksessa tarkastellaan omaa toimintaa suhteessa työrooliin ja vuorovaikutukseen työyhteisössä/organisaatiossa. Työnohjaus lisää ammattitaitoa ja selkiyttää esimiehen/johtajan ammatti-identiteettiä ja työroolia, jolloin työn hallinnan tunne paranee ja työn mielekkyys lisääntyy.

Työnohjauksen tavoitteena on tehostaa yhteistyötä etsimällä yhteisiä näkemyksiä ja toimintatapoja työn tavoitteiden saavuttamiseksi organisaatiossa. Työnohjauksen myötä voimavarat tulevat paremmin käyttöön, mikä lisää jaksamista, riittävyyden tunnetta ja stressinkäsittelykykyä. Yhteistyön ja vuorovaikutuksen myötä työilmapiiri työyhteisössä paranee, jolloin myös henkinen hyvinvointi lisääntyy ja sitoutuminen sekä motivoituminen työhön paranevat. (Suonsivu 2014, Työterveyslaitos 2011, Rauramo 2008.)

Monissa tutkimusten tuloksissa on todettu työnohjauksen positiiviset vaikutukset työntekijöihin, esimiehiin ja johtajiin. Marita Paunonen-Ilmosen (2005) mukaan työnohjaus parantaa ohjattavan toiminnan laatua, ammatti-identiteetti kirkastuu ja vahvistuu ja työyhteisöjen toiminta parantuu. Yhteisöjen työtyytyväisyys lisääntyy ja uupumusta ehkäistään.

Häkkinen (2008) on tutkinut toimittajien kokemuksia työnohjauksen vaikutuksista. Hänen tutkimustulosten mukaan tutkimukseen osallistuneista 75 % koki työnohjauksen vaikuttaneen positiivisesti itseensä, jaksamiseensa, työhönsä, ongelmien ratkaisemiseen ja ehkäisemiseen, työmotivaatioon ja työyhteisöönsä.

Korhosen ja Långin (2006) tekemässä työnohjaukseen kohdistuneessa tutkimuksessaan he kuvailivat sitä erittäin merkittäväksi omalle työlle. Hyvää työnohjaussuhdetta luonnehdittiin luottamukselliseksi ja turvalliseksi, mutta myös vaativaksi prosessiksi. Työnohjaus eteni ohjaajan ja ohjattavien välisenä dialogina, jonka kautta työntekijä oppi reflektiivisesti pohtimaan omaa työtään. Työkokemuksen lisääntyminen vaikutti työnohjauksen laatuun ja merkityksellisyyteen. Aluksi työnohjaus painottui konkreettisten työtilanteiden hallinnan ohjaukseen, myöhemmin se tiivistyi työtoiminnan syvällisempään pohdintaan. Tutkimustuloksen mukaan työnohjaus auttaa kehittymään työssä, hallitsemaan työtä paremmin ja kehitti asianomaisen vuorovaikutustaitoja. Työnohjaus auttoi jaksamaan työssä aiempaa paremmin.

Perehdytys ja mentorointi

Varsinkin esimiestyössä tai johtajana aloittavien jaksamisen lisäämiseksi on työhön perehdytys erityisen tärkeää. Menetelmänä voidaan käyttää mentorointia, joka on yhteistyösuhde, jossa mentorina toimii kokenut esimies ja mentoroitavana eli aktorina ammatillista johtajuuttaan alkava henkilö. Tavoitteena on ammatillisen osaamisen sekä tiedon ja taidon kartuttaminen. Aktorin kysymykset, kiinnostuksen aiheet ja tavoitteet määrittävät mentoroinnin sisällön. Mentorointikeskustelut perustuvat luottamuksellisuuteen, sitoutumiseen ja avoimuuteen.

Mentorointi on yksi työpaikoilla käytettävä ohjauksen ja tuen muoto. Sen tavoitteena on tukea ammatillista kehitystä ja antaa tukea työntekijälle hänen urakehityksessään (Kram 1983). Mentoroinnissa kyse on osaamisen siirtämisen aktiivisesta menetelmästä. Mentori ei ole välttämättä saanut erityistä ohjaustyön koulutusta, vaan hänen toimintansa pohjautuu oman asiantuntijuutensa käyttämiseen ja siirtämiseen toisen työntekijän hyväksi. Mentorina ei voi toimia kenelle tahansa, vaan olennaista on tunnistaa oman osaamisensa rajat, joiden puitteissa on mahdollista toimia. Mentori on kokeneempi osapuoli ohjaussuhteessaan aktoriin. Mentoroinnilla tarkoitetaan kokeneemman ammattilaisen johdolla tapahtuvaa, keskustelun avulla etenevää yhteistyösuhdetta, jossa tavoitteena on aloittavan työntekijän työn kehittäminen, tukeminen, priorisointi ja jäsentäminen. (Keskinen 2009.)

Työntekijän pohtiessa valintoja työnsä tai ammattinsa suhteen, voi asiaa pohtia yhdessä mentorin kanssa. Joskus tuottaa vaikeuksia tehdä isoja ratkaisuja, kuten työpaikan vaihtoon liittyviä tai koulutukseen hakeutumisen suhteen. Tällöin keskustelu kokeneemman työntekijän kanssa voi auttaa tekemään hyvän ratkaisun. Mentorin ja aktorin yhteistyöskentely voi organisaatio- tai työyksikkötasolla aiheuttaa myös epäluuloja, koska työntekijän lopulliset valinnat eivät työyhteisön kannalta olekaan aina parhaat mahdolliset. Mentorityöskentelyä voidaan käyttää myös perehdytysvälineenä uudelle työntekijälle. Myös se on perusteltua silloin, kun työntekijä tai esimies on lähdössä eläkkeelle. Tällöin mentori voi auttaa hiljaisen tiedon siirtämistä uudelle työntekijälle. Mentorointia tarvitaan työpaikoilla, koska työssä tapahtuu oppimista, yksilöllä on suurempi vastuu urakehityksestään ja työssä tapahtuu enemmän siirtymiä. Vaikka yksilöllä on yhä suurempi vastuu urastaan ja kehityksestään, hänen ei kuitenkaan tarvitse selviytyä uusista tilanteista yksin. Työpaikan ihmissuhteilla on suuri merkitys oppimiselle ja kehitykselle. Yksilöllä on omassa toimintaympäristössään monia henkilöitä ja erilaisia verkostoja, joilta on mahdollista saada tukea ja ohjausta. (Keskinen & Paalumäki 2006.)

Vertaistuki (vertaisryhmät)

Erilaiset sosiaalisen tuen muodot ovat esimiehille ja johtajille tärkeitä. Esimiehen tuki on uupumisen ennaltaehkäisyn kannalta vahva tukimuoto. Esimiehen antama aika, keskustelut, säännöllinen palaute, informointi organisaation asioista ja aito läsnäolo auttavat jaksamista. Anja Salmen tutkimuksen tulokset antavat viitteitä siitä, että organisaatioissa olisi tarkoituksenmukaista hyödyntää nykyistä laajemmin ja vakiintuneemmin vertaisryhmiä esimiesten työssä jaksamisen tueksi. Tähän viittaa sosiaalisen tuen ja siihen sisältyvän vertaistuen osoittautuminen keskeiseksi jaksamista tukevaksi tekijäksi esimiestyössä.

Monissa tutkimuksissa on vertaistuki, keskustelu muiden esimieskollegoiden kanssa ja vertaisryhmät todettu positiivisiksi jaksamista tukeviksi keinoiksi. Organisaatioissa tulisikin mahdollistaa vertaistuen antaminen ja saaminen. Verkostoituminen oman organisaation tai lähiorganisaatioiden johtajien ja esimiesten kanssa on osoittautunut hyödylliseksi, koska se mahdollistaa samantyyppisten ongelmien ja niiden ratkaisujen jakamisen. Tiedonvälitys ja onnistuneet kriisien ratkaisumallit voidaan jakaa vertaisryhmissä.

Vertaistuen tarve on terveydenhuollon esimiehillä ja johtajilla suuri. Marjut Lindellin (2011) tutkimustulosten mukaan vanhustoiminnan joissakin yksiköissä on syntynyt lähiesimiesten keskuuteen vertaistukea, joka ilmenee yhteistyönä esimiestyön arjessa ja luottamuksellisena vuorovaikutuksena lähiesimiesten kesken. Yhteistyö sisältää tukea käytännön työhön, tukea ongelmista selviämiseen ja yhteisten voimavarojen jakamista. Lähiesimiesten kesken on syntynyt luottamuksellinen vuorovaikutus ja tuki vertaisverkostolta. Hoitotyön työntekijät ja esimiehet tarvitsevat siis luottamukseen perustuvaa vuorovaikutusta, työhyvinvoinnin ja riittävyyden tunnetta haasteellisissa tilanteissa sekä tukea yhteisiin linjauksiin ja työtoiminnan sujuvuuden kehittämiseen. Vertaistuen kautta tarvitaan tukea esimiestyön, työtoiminnan sekä työajan hallintaan, oikeudenmukaiseen johtamiseen, käytännön arkityöhön, reaaliaikaisen tiedon saamiseen ja laadun kehittämiseen. Vanhustoiminnassa pitäisi entistä enemmän käyttää vertaistukea, muun muassa vertaisryhmiä, hyödyksi jaksamisen ja riittävyyden tunteen lisäämisessä. (Lindell 2011, Suonsivu 2014.)

Coaching

Coaching on prosessi, jossa valmentaja auttaa ihmistä ottamaan käyttöönsä omia voimavarojaan niin, että hän voi saavuttaa tavoitteensa. Valmentaja ei anna neuvoja, mutta tarjoaa työvälineitä ja dialogista pintaa asioiden jäsentämiseen, reflektointiin ja ratkaisujen etsintään. Coaching auttaa asiakasta fokusoimaan ajatteluaan ja toimintaansa, saavuttamaan tavoitteitaan sekä suunnittelemaan toimintastrategioita. Coach auttaa valmennettavaa ihmisenä ja yksilönä kehittymään ja hyödyntämään koko nykyisen ja käyttämättömän potentiaalinsa. Näin valmennettava saavuttaa ja myös ylittää omat tavoitteensa ja auttaa koko organisaatiotaan menestymään. Coach -toiminnan avulla saadaan aikaan punnittuja päätöksiä, reflektoivaa oppimista ja syvällistä kehitystä. Kyse on siis syvällisestä oppimisesta ja oivaltamisesta, jotka liitetään tekemiseen. (Suomen Coaching-yhdistys ry 2014.)

Coach-toiminta on siis luottamuksellista, tavoitteellista ja tulevaisuuteen tähtäävää toimintaa. Se tapahtuu osallistujan ehdoilla. Hän määrittää omat tavoitteensa, miettii keinot niihin päästäkseen ja määrittää nykytilanteensa tavoitteiden kannalta. Coach toimii tilanteessa eteenpäin vievien kysymysten esittäjänä ja on istunnoissa keskustelun toinen osapuoli. Hän tarkentaa ja vie kysymyksillään osallistujan tilannetta eteenpäin antaen tilaa osallistujan omalle pohdinnalle ja ratkaisuille. Coach-toiminnasta saa siten uudenlaisia välineitä omaan työtoimintaan tai yksityiselämään. Coach-toiminta tähtää ihmisen kasvamiseen ja lisää uskallusta omien tavoitteiden asettamiseen ja saavuttamiseen. Asiakkaan vahvuudet suodatetaan objektiivisesti eli coach pyrkii ymmärtämään asiakasta ohi omien kokemustensa. Omien kokemusten yli katsova kokemustapa on kunnioittava ja perustuu haluun ymmärtää toista ja hyväksyä hänet omana itsenään. Asiakkaan käyttäytymistä ei tilanteessa tulkita vaan kysymysten avulla hän itse määrittää tilannettaan. Tätä kautta asiakkaan kehitys mahdollistuu. Coaching mahdollistaa kokonaisvaltaisen kehityksen, tasapainon saavuttamisen ja potentiaalisten voimavarojen käyttöönoton niin yksilön kuin työyhteisön tasollakin. Seurauksena toimintakyky ja työn tuloksellisuus paranee. (Suonsivu 2014, ote kirjasta Kohti riittävyyttä – matkalla työhyvinvointiin. Unipress.)

Pohdintaa

Johtamisesta ja esimiestyöstä on erilaisia mielipiteitä. Ajatuksina esitetään, että paras johtaja on sellainen, joka tekee itsensä tarpeettomaksi, joidenkin mielipiteenä on, että paljon puhuttu henkilöstön itseohjautuvuus on Suomessa ymmärretty väärin. Monien mielestä itseohjautuvuuteen tulee antaa tukea, toiset esittävät eriävän mielipiteensä. Yhteistyö, kuunteleminen ja mielipiteiden sallivuus on jokaisen organisaatiossa työskentelevän kannalta tärkeää. Johtajan toiminnan ytimenä on mahdollistaa henkilöstön työtoiminta, tukeminen, motivointi ja hyvä työn organisointi. Esimiehen tulee osaltaan huolehtia hyvästä työilmapiiristä. Samalla johtajan tulee huolehtia omasta jaksamisestaan, koska jaksamisen tila heijastuu henkilöstöön ja työyksiköihin. Muutos- ja kriisitilanteissa jaksamisongelmat heijastuvat varsin nopeasti henkilöstön työtoimintaan.

Tutkimusten mukaan sekä julkisella että yksityisellä alueella kehitystarpeina on tuotu esille puutteelliset terveyspolitiikan tiedot. Organisaatioissa esimerkiksi terveyspolitiikkaan ja poliittisiin päättäjiin vaikuttaminen on todettu melko riittämättömäksi. Tutkimustulokset antavat viitteitä siitä, että terveydenhuollon johtamisessa vaikutusmahdollisuuksia lisäävät laaja tieto/taitopohja, hoitotyön substanssin tuntemus ja alan kokemus, monipuolinen ammatillinen koulutus sekä jatkuva täydennyskoulutus. Terveydenhuollon kehittyvät toimintamallit, eri tieteenalojen edustajien yhteistyö ja vahva, kokemuksellinen johtamisidentiteetti vahvistavat osaltaan johtajien jaksamista ja vaikuttamismahdollisuuksia.

Alan tutkimuksissa käy myös ilmi, että useat johtajat tuovat esille sen, etteivät he voi tehdä työtään siten, kuin haluaisivat. Tämä saattaa liittyä organisaatiomuutoksiin tai palvelujärjestelmämuutoksiin, jolloin heidän esimiehensä/tehtäväkuvansa ja/tai nimikkeensä muuttuvat. Myös niissä organisaatioissa, missä muutoksia ei ole tapahtunut/tai tapahdu, saattaa johtajan asema olla alistettu ja työ on paljolti rutiininomaista. Tutkimustuloksista käy ilmi, että johtajien mielestä heidän asemansa ja päätösvaltansa eivät ole samalla tasolla kuin tehtävät ja asetetut vaatimukset. Arvostuksen puutteen lisäksi osa esimiehistä ilmaisee palkan olevan täysin riittämätön työn vaativuuteen nähden.

Stenvall, J., Nurmi, V-P. & Juntunen, P. (19.5.2020 Helsingin Sanomat) ovat luonnehtineet kriisitilanteissa johtajina toimivien avainhenkilöiden jaksamattomuuden seurauksia. He painottavat, että kriisitilanteissa johtajien ja avainhenkilöiden työn vaatimukset kasvavat ja vaativat avoimuutta jaksamisen ongelmien myöntämiseen. Kriisitilanteessa ulkoiset olosuhteet ja odotukset ovat johtajien toiminnalle entistä suuremmat. Avainhenkilöt joutuvat tasapainoilemaan toiminnan epävarmuuden kanssa ja tekemään linjauksia sekä päätöksiä puutteellisten ja osin ristiriitaisten tietojen pohjalta. Stenvallin, Nurmen. & Juntusen. mukaan väsynyt johtaja voi menettää kykyjään. Muiden kuunteleminen, toisten erilaisten ajatusten hyväksyminen ja oma luova ajattelu saattavat heiketä. Uupunut avainhenkilö ei jaksa analysoida ja pohtia erilaisia vaihtoehtoja tukalan kriisitilanteen ratkaisemiseksi. Johtajien jaksamisen tukeminen muodostuu näin ollen erittäin tärkeäksi ja huomion arvoiseksi.

Tätä kirjoittaessani elämme koronakriisin ensimmäisen aallon puoli väliä tai jälkimaininkeja. Palaan vielä kirjani alkupuolella esittämiini ajatuksiin siitä, miten oman työelämäni ajan pahimmiksi ongelmiksi koin mielestäni turhien asioiden tekemisen ja niistä jatkuva puhumisen ilman päätöksiä tai loppuratkaisuja. Tuntui siltä, että mikään tavallinen työn tekeminen ei riittänyt. Työn laadun ja tulosten määrän piti kohota vuosittain. Työorganisaatiot saattoivat kehittyä näennäisiksi laatuyhteisöiksi arvomaailmaltaan erilaisiksi kuin mitä potilaiden ja asiakkaiden hyvä hoitaminen olisi vaatinut. Ostetut koulutukset eivät sisältäneet mitään uusia, eteenpäin vieviä asioita. Pohdin monesti, onko työn ydin hukassa? Arjessa tärkeät tavoiteltavat asiat olisi pitänyt liittyä suoraan potilaan terveyden edistämiseen ja sairauksien hoitamiseen. Ylimmästä johdosta lähtien potilaan parhaaksi- tavoite olisi pitänyt olla kirkkaana mielessä arjen toiminnassa. Sen mahdollistamiseksi ylin johto pitää tukea johtajia, esimiehiä ja sitä kautta henkilöstöä tekemään ydintyönsä. Luottamushenkilöiden pitäisi tukea osaltaan tätä tavoitetta henkilöstön tukijoina. Se, mitä tehdään vaatii mielestäni myös sen, miten työtä tehdään. eli oikeanlaisen tavan tehdä työtä. Koronakriisi toi korostetuksi esille sen, miten tärkeää on ihmisen kohtaaminen. Vaikka organisaatiossa tehtäisiin miten hyvää terveyttä edistävää lääkinnällistä ja hoitavaa työtä, se ei onnistu ilman, että ihmistä kuullaan, huomioidaan ja lähestytään. Esimerkiksi palvelutaloista tulleet korona-ajan viestit kertoivat selkeästi sen, että ikäihmiset voivat huonosti ikävöidessään omaisiaan ja läheisiään. Organisaatioissa luodaan hyvää jaksamisen ilmapiiriä kohtaamalla ihmisinä toisiamme.

Eniten organisaatiossa työskentelevien, myös johtajan ja esimiehen jaksamiseen vaikuttavat yhteistyö tai sen puuttuminen, välittämisen osoitukset, aito vuorovaikutus, luottamus, kunnioitus, arvostus ja työn merkitykselliseksi kokeminen. Rohkeus tuoda esille mielipiteensä, ideat ja ongelmien nopea selvittely ehkäisevät ilmapiirin lukkiutumista sekä energiasyöppöjen muodostumista. Itsensä tunteminen ja omien tunteiden tunnistaminen sekä kohtaaminen auttavat esimiestä jaksamaan. Välineitä itsensä tuntemiseksi on kehitelty runsaasti. Itsensä tuntemisen tie on pitkä, jopa elinikäinen. Toiset esimiehet ja johtajat toimivat peileinä itselle. Halutessaan voi johtaja käyttää hyväkseen itsetuntemusvälineitä. Itsensä tunteminen LTA:n avulla on todettu hyväksi menetelmäksi silloin, kun henkilö haluaa tutustua omiin luonteenpiirteisiinsä ja persoonallisuuteensa. Menetelmän tulokset auttavat pohdinnoissa, mitä vahvuuksia itsellä on ja mitä piirteitä voisi kehittää ja vahvistaa. Millainen menetelmä se on?

LTA on menetelmä, joka analysoi esimiehen luonteenpiirteitä ja johtajuutta. Ihmisten persoonallisuustyylejä ja ajattelutyylejä voidaan selvittää monin eri tavoin. Ajattelutyylit perustuvat sveitsiläisen psykiatrin Carl Gustav Jungin kehittämään teoriaan. Jungin mukaan ei ole olemassa oikeaa tai väärää ajattelutapaa, vaan ihmisillä on erilaisia reagointitaipumuksia, joita yhdistellen tulokseksi saadaan esille eri ajattelutyylejä. Ihmiset eivät välttämättä tiedosta omaa tapaa ajatella. Tästä saattaa seurata vuorovaikutustilanteissa konflikteja, koska ihmiset usein kuvittelevat, että vain oma ajattelutapa on oikea. Luontaisten Taipumusten Analyysi (LTA) on oman luontaisen ajattelutyylin tunnistus, joka on kehitelty MBTI-malliin (Myers Griggs Type Indicator) pohjautuen. Taipumus on ajattelutyylien peruskäsite. Ihmisen persoonassa on sisäinen valinta, joka säätelee reagointitapaamme asioihin. Luontaiset taipumukset ovat automaattisia reagointimalleja, joita pidämme luonnollisina. (Helin 2004.)

Omien taipumusten tajuaminen synnyttää ihmisille lähes aina oivalluksen, joka auttaa ymmärtämään ihmisten erilaisuutta sekä omia kehityshaasteita esimiehenä ja työyhteisön jäsenenä. Taipumukset esiintyvät pareittain, joista toinen pari on aktiivinen ja toinen pari on odottamassa kehittymistä. Luontaisiin taipumuksiin ei voi juurikaan koulutuksella tai kasvatuksella vaikuttaa. Sen sijaan käyttäytymiseen, arvoihin ja asenteisiin vaikuttaminen on helpompaa. (Helin 2004, 2009, Suonsivu 2014, ote teoksesta Kohti riittävyyttä – matkalla työhyvinvointiin. Unipress.)

Esimiehet ja johtajat ovat ammatissaan erilaisia kokemuksiltaan, arvoiltaan, työtavoiltaan ja asenteiltaan. Organisaatiossa on erilaisia ja toisaalta samanlaisia johtajia. Erilaisuuden hyväksyminen on monesti vaikeaa. Hyväksyminen lisää hyvinvointia, onnellisuutta ja työniloa. Hyväksymättömyys lisää työpahoinvointia. Johtajien ja johtamisen erilaisuutta voidaan mitata ja tuloksia hyödyntää työssä yhteiseksi hyväksi.

Luontaisten Taipumusten Analyysi tuo siis esiin ajattelun ja toiminnan erilaisia muotoja. Luontaisten Taipumusten Analyysia voidaan kohdentaa johtajiin, esimiehiin ja käytännön työntekijöihin sekä ryhmiin. Analyysin avulla voidaan tunnistaa omia vahvuuksia. Taipumustyyppimme avulla tunnistamme esimerkiksi, olemmeko ulos- vai sisäänpäin suuntautuvia, onko ensisijainen ajattelumme loogista vai perustuuko se intuitioon ja olemmeko luontaisesti kehittäjiä, vaikuttajia tai organisoijia. Ne auttavat yksilöä kehittymään omaksi itsekseen harjoittelemalla analyysin avulla tunnistettuja vaikeita asioita. Tietoinen harjoittelu ja oppiminen lisäävät kyvykkyyttä hallitsemaan työstettäviä tilanteita ja konflikteja, kuten ihmisten välisiä ristiriitoja tai vuorovaikutuksessa tapahtuvia väärinymmärryksiä. LTA-analyysi voidaan toteuttaa itsearviointina tai sen voi tehdä LTA-analyysin toteuttamiseen koulutettu analyytikko. Sähköisesti saatavilla olevalla lomakkeella on 36 väittämää, joihin vastataan. Vastausten perusteella muodostuu oma taipumustyyppi, joita on yhteensä 16 erilaista tyyppiä. (Feelback Group 2014, Suonsivu 2014.)

Joissain organisaatioissa on vielä nykyisinkin esimiesten ja johtajien jaksaminen niin vaikea asia, josta ei voisi julkisesti puhua. Kollegoille, jopa itselle, on toisinaan vaikeata myöntää, ettei jaksa. Omalle esimiehelle uupumus tai masennus on miltei ylivoimaista ilmaista. Tähän pitää saada muutos. Jaksamattomana ei voi toimia hyvin, henkinen loukkaantumiskynnys madaltuu, päätöksiä on vaikeaa tehdä ja tekemättömät työt saattavat kasaantua työpöydälle. Liian pitkään ei omaa eikä alaisten tai kollegoiden jaksamattomuutta voi seurata. Mitä pitempään seurataan uupunutta esimiestä, sen pahemmaksi tilanne saattaa muuttua ja tervehtyminen hoitoa saadessakin pitkittyy. Jaksamaton henkilö ei ole turhake. On hyvä muistaa, että jokaiselle ihmiselle, ammatista, koulutuksesta, iästä, kokemuksesta, sukupuolesta tai elämäntilanteesta riippumatta, voi tulla elämässä tilanne, ettei sillä hetkellä jaksa. Sitä ei kannata hävetä eikä varsinkaan tuomita itseä eikä muita. Pitääkseen itsensä henkisesti kunnossa ihminen hakee omanlaisensa tavan rentoutua hakien iloa ja tyytyväisyyttä elämäänsä. Se voi olla harrastus, ulkoilu, metsässä samoilu, tanssiminen, elokuvat, kirjallisuus, kulttuuri, sosiaaliset kohtaamiset ja ystävien tapaamiset sekä perheen kanssa oleilu. Asiat, jotka kiinnostavat, vähentävät stressiä ja luovat onnellisuutta ja tyytyväisyyttä, ovat tärkeitä. Itseä pitää hoitaa ja hemmotella ajoittain niin, että energia ja jaksaminen lisääntyvät.

Lähteet ja kirjallisuus

Aaltonen, T., Pajunen, H. & Tuominen, K. 2005. Syty ja sytytä. Valmentavan johtamisen filosofia. Helsinki. Talentum.

Adams, A. & Bond, S. 2000. Hospital nurses' job satisfaction, individual and organizational characteristics. Journal of Advanced Nursing 32: 536–543.

Barry, T. 1994. How to be a good coach. Management Development Review 7: 4, 24–30.

Basten, O. 2011. Valmentava johtajuus ja sen kehittäminen kohdeorganisaatiossa. Yrittäjyyden ja liiketoimintaosaamisen koulutusohjelma. Ylempi AMK, Satakunnan ammattikorkeakoulu.

Bass, B., Jung, D., Avolio, B. & Berson, Y. 2003. Predicting unit performance by assessing transformational and transactional leadership. Journal of Applied Psychology 88: 2, 207–226.

Bégat, I.; Ellefsen, B. & Severinsson, E. 2005. Nurses' satisfaction with their work environment and the outcomes of clinical nursing supervision on nurses' experiences of wellbeing – a Norwegian study. Journal of Nursing Management 13: 221–230.

Boyle, D.K; , Miller, P.A;, Gajewski, B.J;, Hart, S.E .& Dunton, N. 2006. Unit type differences in RN workgroup job satisfaction. Western Journal of Nursing Research 28(6): 622–640.

Bluckert, P. 2005a. The foundations of a psychological approach to xecutive coaching. Industrial and Commercial Training 37: 4, 171 - 178.

Bluckert, P. 2005b. The similarities and dif ferences between coaching and therapy. Industrial and Commercial Training 37: 2, 91–96.

Burdett, J.O. 1998. Forty things every manager should now about coaching. Journal of Management Development 17: 2, 142– 158.

Brooks, I. 1997. Leadership of a cultural change process. Health Manpower Management. 1997: 113 –119.

Carlsson, M. & Forssell, C. 2008. Esimies ja coaching – Oivaltava coaching johtamisen työkaluna. Tietosanoma OY. Porvoo: WS Bookwell OY.

Cunningham, I & Hyman, J. 1999. ”Devolving human resource responsibilities to the line: Beginning of the end or a new beginning for personnel?”, Personnel Review, Vol. 28 Iss: 1/2, pp. 9–27.

Deming, W.E. 1986. Out of the crisis. Cambridge. MIT. Centre for Anvanced Engineering Study.

Deming, W .E. 1990. Transformation of American management. Kirjassa (toim) Shelton K. Empowering business resoutces. Glenview., IL. Scott, Foresman.

Druker, P.2000. Johtamisen haasteet. Juva: WSOY.

Dachler, H.P. & Hosking, D.M.1995. The primacy of relations in socially constructing organiational realities. Teoksessa D. M.

Hosking, H. P. Dachler & K. J. Gergen (toim.). Management and Organiation: Relational Alternatives to Individualism. UK: Aldershout. 1–35.

Downey, M. 2003. Effective coaching: Lessons from the coach's coach. 2. painos. New York: Texere.

Dunn, S;, Wilson, B. & Esterman, A. 2005. Perceptions of working as a nurse in an acute care setting. Journal of Nursing Management 13: 22–31.

Ellinger, A.D., Watkins, K.E. & Bostrom, R.P. 1999. Managers as facilitators of learning in learning organiations. Human Resource Development Quarterly 10: 2, 105–125.

Ellinger, A.D. & Bostrom, R.P. 1999. Managerial coaching behaviors in learning organiations. Journal of Management Development 18: 9, 752–771.

Ellinger, A.D., Ellinger, A.E. & Keller, S.B. 2003. Supervisory coaching behavior, employee satisfaction, and warehouse employee performance: A dyadic perspective in the distribution industry. Human Resource Development Quarterly 14: 4, 435–461.

Ellinger, A.E., Ellinger, A.D. & Keller, S.B. 2005. Supervisory coaching in a logistics context. International Journal of Physical Distribution & Logistics Management 35: 9, 620–638.

Ellinger, A.D., Hamlin, R.G. & Beattie, R.S. 2008. Behavioural indicators of ineffective managerial coaching: a cross- national study. Journal of European Industrial Training 32: 4, 240–259.

Elovainio, M., Kivimäki, M. & Vahtera, J. 2002. Organizational Justice: Evidence of Psychosocial Predictor of Health. American Journal of Public Health, Vol 92, No 1.p. 105-108.

Evered, R.D. & Selman, J.C. 1989. Coaching and the   art of management. Organiational Dynamics 18: 2, 16–34.

Feelback Group. 2014. LTA- analyysit. http://www. feelback com/feelback_group.html. Viitattu 2.7.2020.

Forma, P., Harkonmäki, K., Saari, P. & Väänänen, J.   2008. Ketkä tekevät kuntatyön tulevaisuudessa? Helsinki.   Kuntien eläkevakuutus.

Gilley, A., Gilley, J.W. & Kouider, E. 2010. Characteristics   of managerial coaching. Performance Improvement Quarterly 23: 1.

Grönroos, E. & Perälä, M-L.   2004. Johtamistutkimus terveydenhuollossa – kirjallisuuskatsaus. Aiheita 22/2004, 20. Helsinki: Stakesin monistamo.

Hakanen, J. & Perhoniemi, R. 2008. Muutokset työssä, työn imu ja jatkamisaikeet työelämässä – kolmen vuoden seurantatutkimus suomalaisilla hammaslääkäreillä. Työelämän tutkimus 1:30–43.

Hakanen, J. 2009. Työn imua, tuottavuutta ja   kukoistavia työpaikkoja? – kohti laadullista työelämää. Työsuojelurahasto. Helsinki. Työterveyslaitos.

Hamlin, R.G., Ellinger, A.D. & Beattie, R.S. 2006. Coaching at the heart of managerial effectiveness: A cross-   cultural study of managerial behaviours. Human Resource   Development International 9: 3, 305–336.

Harisalo, R. 2009. Organisaatioteoriat. Tampere: Tampereen Yliopistopaino Oy – Juvenes Print. 2 painos.

Helin, K 2009. Ihmisten erilaisuus. 16 tyyppiä työelämässä. Helsinki: Innotiimi.

Helin, K 2004. Luontaiset taipumuksemme.   Taustateoria & tyyppikuvaukset. Opas erilaisuuden   ymmärtämiseen ja hyödyntämiseen. Helsinki: Innotiimi.

Helldom, K.; Mauro, S. & Salo, M. 2006. Johtaminen nyt, tietoinen läsnäolo johtajuuden kivijalkana. Helsinki: Edita.

Heslin, P.A., Vandewalle, D. & Latham, G.P. 2006. Keen to help? Managers' implicit person theories and their subsequent employee coaching. Personnel Psychology 59, 871–9122.

Hougaard, R., Kalajo, T., Ora, H., Alahuhta, M ja   Tillman, M. 2018. Ajatteleva johtaja.

Häkkinen, M. 2008.   Itsetuntemusta ja ihmisyyttä, toimittajien kokemuksia työnohjauksesta. Pro gradu. Tampereen yliopisto. Tampere.

Ingersoll, G.L.; Olsan, T.; Drew-Cates, J,; DeVinney,   B.C. & Davies; J. 2002. Nurses' job satisfaction,   organizational commitment, and career intent. The Journal   of Nursing Administration 32: 250–263.

Jackson, C. 2005. The experience of a   good day: a phenomenological study to explain a good day as experienced by a newly qualified RN. International Journal of Nursing Studies   42: 85–95.

Joseph, J.& Deshpande, S.P. 1997. The impact of ethical climate on job satisfaction of nurses. Health Care Management Review 22(1): 76–80.

Julkunen, R. 2008. Uuden työn paradoksit. Keskusteluja 2000-luvun työprosess(e)ista. Jyväskylä. Vastapaino.   Gummerus Kirjapaino Oy.

Järvinen, P. 1999. Esimiestyö ongelmatilanteissa -   konfliktien luomat haasteet työyhteisössä. Ekonomia-sarja. Porvoo : WSOY.

Kanste, O. 2005. Moniulotteinen   hoitotyön johtajuus ja hoitohenkilöstön työuupumus terveydenhuollossa. Väitöskirja. Oulu. Oulun yliopiston lääketieteellinen tiedekunta, hoitotieteen ja terveyshallinnon laitos.

Kanter, R. 1989. When giants learn to dance. New York: Simon and Shuster.

Kauppinen, T, Mattila-Holappa, P. PerkiöMäkelä, M., Saalo, A., Toikkanen, J. Tuomivaara, S., Uuksulainen, S., Viluksela, M. & Virtanen, S. 2013. Työ ja terveys Suomessa 2012. Seurantatietoa työoloista ja työhyvinvoinnista. Helsinki: Työterveyslaitos.

Kets de Vries, M. F. R. 1994. "The Leadership   Mystique," Academy of Management Executive 8 (3): 73–92.

Kirmeyer, S.L. & Dougherty, T.W. 1988. Work load, tension, and coping: moderating effects of supervisor support.   Personnel psychology 41: 125–142.

Kinnunen, J. & Vuori, J.   2007.   Terveydenhuollon johtamiskulttuurin holistinen malli. Kirjassa Vuori, J. (toim.) Terveys ja johtaminen.   Terveyshallintotiede terveydenhuollon työyhteisöissä.   1.-2. painos.   Porvoo. Werner Söderström Osakeyhtiö.

Kinnunen, J. & Vuori, J. 1999.   Hoitotyön johtamisen perusulottuvuudet ja toimintamallien muutokset.   Teoksessa Hoitotyötä johtamaan. Simoila, R., Kangas, R. & Ranta, J. (toim.), 26 – 52. Hygieia. Kirjayhtymä Oy. Tampere : Tammer-Paino Oy.

Koivumäki, J. 2008. Työyhteisöjen sosiaalinen   pääoma. Akateeminen väitöskirja. Tampereen yliopisto.   Sosiologian ja sosiaalipsykologian laitos. Tampere. Tampereen Yliopistopaino Oy Juvenes Print.

Korhonen, M. & Lång, M. 2006.   "Työnohjauksessa   jotenkin saadaan niitä sisäisiä kieliä vireeseen" Työnohjaus ammatillisen ja persoonallisen kasvun sekä työssä   jaksamisen edistäjänä. Jyväskylän yliopisto. Erityispedagogiikanlaitos. Pro gradu tutkielma.

Koskinen, O. 2005. Asia- ja ihmisjohtajien   eroavaisuudet. Väitöskirja. Acta Wasaensa. Nro 134. Universitas   Wasaensis.

Keskinen, S 2005. Alaistaidot. Luottamus,   sitoutuminen ja sopimus. Kunnallisalan kehittämissäätiö. Polemia-sarjan julkaisu 59. Pole-Kuntatieto Oy.

Keskinen, S & Keskinen, E (toim.).2005. Kehitystä ja keskustelua. Kehityskeskustelun mahdollisuudet yliopistotyössä. Turun yliopiston rehtorinviraston julkaisusarja 2/2005.

Keskinen, S & Paalumäki, A 2006. Mentorin roolit yliopistotyössä mentoreiden ja aktoreiden kokemina. Esitelmä Psykologia 2006 -kongressissa. 23.–25.8.2006. Tampere

Kotter, J.P. 1996. Muutos vaatii johtajuutta. Helsinki: Rastor.

Kram. K. E 1983. Phases of the mentor relationship. Academof Management Journal, 26, 608–624

Kupcyk, T. 2013. Relations between management competences and organiational success considering gender issues – Research results. China-USA Business Review 12: 3, 307–326.

Kuusela, P. & Kuittinen, M. 2008. Organisaationtutkimuksen suuntaukset ja muutoksen tarkastelun näkökulmat. Artikkeli. Teoksessa: Kuusela, P. & Kuittinen, M. (toim.). Organisaatiot muutoksessa. 2008. UNIpress. Kuopio.

Laaksonen, H. 2008. Luottamukseen ja perustuvan voimistavan johtamisen prosessimalli ja työyhteisön hyvinvointi. Akateeminen väitöskirja. Vaasa. Vaasan yliopisto. Hallintotieteiden tiedekunta.

Lappi, J. 2019. Esimiehen työssä jaksaminen, Esimies osana työyhteisöä. Opinnäytetyö. Poliisiammattikorkeakoulu.

Lepistö, S. 2006. Hoitotyön johtajan työssä jaksamiseensa saama tuki. Pro gradu. Tampereen yliopisto, Lääketieteellinen tiedekunta, Hoitotieteen laitos Tampere: Tampereen yliopisto.

Lindell, M. 2011. Terveydenhuollon lähiesimiehen vertaistuki. Pro gradu –tutkielma. Tampere: Tampereen yliopisto. Terveystieteiden yksikkö.

Loppela, K. 2004. Ihminen ja työ –keskustellen   työkuntoon. Työyhteisön kehittäminen työkykyä ylläpitävän   toiminnan viitekehyksenä. Akateeminen väitöskirja. Tampere. Tampereen yliopisto. Kasvatustieteiden laitos.

Luomala, A. 2008. Työhyvinvointi muutoksessa.   Tutkimus kuntaliitoksen vaikutuksista henkilöstön   työhyvinvointiin.

Luomala, A. (toim). Työhyvinvoinnin ja ihmisten   johtamisen tutkimus- ja kehittämisryhmä. Tampere. Synergos. Tampereen yliopiston kauppakorkeakoulu.

Luoma, M. & Salojärvi, S. 2000.   Coachingilla menestykseen tulevaisuuden lupaavin johdon   kehittämisen menetelmä. Teoksessa Räsänen, M. (toim.) Coaching ja johtajuus. Valmentava ote esimiestyössä. Helsinki: Edita.

Lukkarinen, H. 2001. Ihmisten kokemukset   hoitotieteellisenä tutkimusilmiönä. Fenomenologinen lähestymistapa.   Teoksessa: Hoitotieteen tutkimusmetodiikka. Janhonen, S & Nikkonen, M. (toim.) Laadulliset tutkimusmenetelmät hoitotieteessä. Helsinki. WSOY, 116–164.

Macneil, C. 2001. The supervisor as a facilitator of   informal learning in work teams. Journal of Workplace Learning 13: 6, 246–253.

Manka, M-L. 2008. Tiikerinloikka työniloon ja menestykseen. Helsinki. Talentum.

Manka, M-L.; Kaikkonen, M-L. & Nuutinen, S. 2007. Hyvinvointia työyhteisöön. Eväitä kehittämistyön tueksi. Tampere. Tutkimus- ja koulutuskeskus Tampere. Synergos. Tampereen yliopisto & Euroopan Sosiaalirahasto, 14–16.

Manninen, P.; Laine, V.; Leino, T.; Mukala, K. & Husman, K. (toim).2007. Hyvä työterveyshuoltokäytäntö. Helsinki. Työterveyslaitos.

Marjala, P. 2009. Työhyvinvoinnin kokemukset kertomuksillisina prosesseina – narratiivinen arviointitutkimus 2009. Akateeminen väitöskirja. Acta Universitas Ouluensis C, Technica 315. Oulu. Oulun yliopisto.

Maslach, C. & Leiter, M. 1997. The truth about burnout. How organisations cause personal stress and what to do abot it. Jossey –Bassa Publishers, San Francicso.

Maslach, C.; Schaufeli, W.B. & Leiter, M.P. 2001. Job burnout. Annual Review of Psychology 52: 397– 411.

McDowell, I. & Newell, C. 1996. Measuring Health. A Guide to rating scales and guestionnaires. Press. New York. Oxford Universitary.

McLennan, M. 2005. Nurses' views on work enabling factors. Journal of Nursing Administration 35(6): 311–318.

McNeese-Smith, D.K. 1999. A content analysis of staff nurse descriptions of job satisfaction and dissatisfaction . Journal of Advanced 29 (6), 1332–1341.

Myers, J.E.; Sweeney, T.J. & Witmer, J.M. 2000. The wheel of wellness counseling for wellness:a holistic model f or treatment planning. Journal of Counseling and Development 78: 251–266.

Mäkinen, A,; Kivimäki, M.; Elovainio, M; Virtanen, M. & Bond, S.2003. Organization of nursing care as a determinant of job satisfaction among hospital nurses. Journal of Nursing Management 11: 299–306.

Mäkitalo, J. 2008. Mitä työhyvinvoinnille tapahtuu muutoksessa? Teoksessa Mäkitalo, J. & Paso, E. (toim.) Työ, työ ja työ. Työlähtöinen työterveyshuolto ja kuntoutus. Sosiaali- ja terveysministeriö, Euroopan sosiaalirahasto, Verve, Työterveyslaitos, Toiminnan teorian ja kehittävän työntutkimuksen yksikkö, Helsingin yliopisto, Kalevaprint Oy.

Mäkitalo, J.2005. Suomalainen paradoksi. Teoksessa: Viimeinen tykykirja. Paso, E.; Mäkitalo, J. & Palonen, J (toim). Merikosken kuntoutus- ja tutkimuskeskus. Keskinäinen Eläkevakuutusyhtiö Tapiola. Art-Print Oy.

Mäkelä, L. & Viitala, R. 2010. Looking Coaching Leadership Through LMX Theoretical Lenses: A Future Research Agenda. Työelämän tutkimuspäivät 2009. Työn ja elämän laatu. Työelämän tutkimuspäivien konferenssijulkaisuja 1/2010. Työelämän tutkimuskeskus. Yhteiskuntatutkimuksen instituutti. Tampere: Tampereen yliopisto. Luettu 10.4.2020.

Newman, K. & Maylor, U. 2002. Empirical evidence for "the nurse satisfaction, quality of care and patient satisfaction chain". International Journal of Health Care Quality Assurance 15(2/3): 80–88.

Paasivaara, L. 2002. Tavoitteet ja tosiasiallinen toiminta. Suomalaisen vanhusten hoitotyön muotoutuminen monitasotarkastelussa 1930 –luvulta 2000-luvulle. Akateeminen väitöskirja. Oulu. Oulun yliopisto. Hoitotieteen ja terveyshallinnon laitos.

Parviainen, A. & Tuominen, K. 2005. Työhyvinvoinnin johtaminen. Itsearvioinnin työkirja. Turku. Oy Benchmarking Ltd.

Paunonen-Ilmonen, M. 2005. Työnohjaus toiminnan laadunhallinnan varmistaja. WSOY. Porvoo.

Pelttari, P.1997. Sairaanhoitajan työn nykyiset ja tulevaisuuden kvalifikaatiovaatimukset. Stakes: Tutkimuksia 80. Jyväskylä. Gummerus kirjapino Oy.

Peterson, D.B. & Little, B. 2005. Invited reaction: Development and initial validation of an instrument measuring managerial coaching skill. Human Resource Development Quarterly 16: 2, 179–188.

Pettigrew, A.M., Woodman, R.W. & Cameron, K.S. 2001. Studying organiational change and development: challenges for future research. Academy of Management Journal 44: 4, 697–719.

Phillips, R. 1994. Coaching for higher performance. Management Development Review 7: 5, 19–30.

Prabhu, V.B. & Robson, A. 2000.. Impact of leadership and senior management commitment on business excellence: an empirical

study in the North East of England. Total Quality Management
11: 4–6, 399–409.

Rantanen, J. 2004. Artikkeli: Haasteista suurin. Hyvä johtaminen
on menestyvän yrityksen elinehto. Teoksessa: Kehityshyppyjä
uuteen. Helsinki. Innotiimi Oy. Libris Oy.

Randolph, A. 1995. Navigating the Journey to   Empowerment.
Organiational Dynamics 23(4), 19–33.

Rauhala, L. 1998.   Ihmisen   ainutkertaisuus. Helsinki.
Yliopistopaino University Press, 29.

Rauramo, P. 2008.   Hyvinvoinnin portaat. Helsinki: Edita.

Ristikangas, M-R. & Ristinkangas, V. 2010.   Valmentava
johtajuus. Helsinki: WSOY.

Rogers, A. 2000. The ingredients of   good coaching. Works
Management 53: 6, 14– 19.

Romana, A., Keskinen, S. & Keskinen, E. 2004.
Oikeudenmukainen johtaminen. Kuntatyö kunnossa. Kuntien
eläkevakuutus.

Ropo, A.; Eriksson, M.; Sauer, E.; Lehtimäki, H.;   Keso,.H.;
Pietiläinen, T..& Koivunen, N. 2005. Jaetun johtajuuden särmät.
Helsinki. Talentum.

Ruoranen, R. 2011. Miten strategia kiteytetään   90 minuuttiin?
Tutkimus kehityskeskusteluista. Akateeminen   väitöskirja.
Tampere. Tampereen yliopisto. Terveystieteiden yksikkö.

Russell, R. 2001. The role of values in servant leadership Leadership & Organiation Development Journal 22(2), 76–83.

Saarinen, M. 2007. Tunneälykäs esimiestyö. Esimiesten kykypohjaisen tunneälyosaamisen laadullinen kuvaaminen ja määrällinen mittaaminen. Doctoral Dissertation Series 2007/2. Espoo. Teknillinen korkeakoulu.

Sallinen, M.; Kecklund, G. & Shiftwork. 2010. Tieteellinen katsausartikkeli vuorotyön yhteydestä uneen ja väsymykseen: Sleep and sleepiness: differences between shift schedules and systems. Scandinavian Journal of Work, Environment & Health, 2010; 36(2):121–133.

Salmi, A. 2017. Liiallinen itsekriittisyys voi johtaa mielenterveysongelmiin - psykologi: "Tarkkaile ilmaantuvia oireita". Iltalehti 8.5.2017. Maija Knuuttila.

Salminen, A .(2004). Hyvän hallinnon etiikka. Kolmen profession arvioita hallinto- ja johtamistyön eettisistä kysymyksistä. Vaasa. Vaasan yliopiston julkaisuja, tutkimuksia 245, hallintotiede 29, Vaasan yliopisto.

Salo, S. & Leisti, S. 1994. Muutos ja johtajuus. Näkökulmia terveydenhuollon murrokseen. Helsinki : Suomen Kuntaliitto.

Salo, M. 2008. Esimiesten työssä jaksaminen: Mikä antaa voimavaroja työhön? Lisensiaatintutkimus. Tampereen yliopisto. Psykologian laitos. Tampere.

Salo, M. 2009. Esimiesten jaksaminen arjen myllerryksessä. Työterveyslääkäri 2009.

Sandelowski, M. 1995. Qualitative analysis. What it is and how to begin. Research in Nursing Health 17(6).

Scarnati, J. & Scarnati, B.2002. Empowerment: the key to quality. The TQM Magazine 14(2), 110-119.

Seligman, M. E. P. & Csikszentmihalyi, M. 2000. Positive psychology. An introduction. American Psychologist 55: 5–14.

Seeck, H. 2008. Johtamisopit Suomessa – taylorismista innovaatioteorioihin. Helsinki: Gaudeamus.

Siitonen, J. 1999. Voimaantumisteorian perusteiden hahmottelua. Väitöskirjatyö. Opettajankoulutuslaitos. Oulu. Oulun yliopisto.

Siltala, P 2004. Työnohjauksen välineet. Kirjassa J. Onnismaa ym. (toim.). Ohjaus ammattina ja tieteenalana 3. Ohjaustyön välineet. Juva: PS-Kustannus, 241 – 253.

Siltala, J. 2004. Työelämän huonontumisen lyhyt historia. Helsinki. Otava.

Sinkkonen, S. & Taskinen, H. 2005. Johtamisosaamisen vaatimukset terveydenhuollossa. Teoksessa: Vuori, J. & Siltala, J. Terveys ja johtaminen, terveyshallintotiede työyhteisöissä. Vuori, J. (toim.). Helsinki. WSOY.

Sinkkonen, S. & Taskinen, H. 2003. Johtamisosaamisen vaatimukset hoitotyössä. Ylihoitajalehti vol. 31, no 7, 4 –20.

Sinkkonen, S. & Taskinen, H. 2002. Johtamisosaamisen vaatimukset ja sen taso perusterveydenhuollon johtajilla. Hoitotiede. 2002: 123 -141.

Smith, H.L,; Hood, J.N.; Waldman, J.D. & Smith, V..L. 2005. Creating a favorable practice environment for nurses. Journal of Nursing Administration 35(12): 525–532.

Stenvall, J. 2008. www.google.fi Henkilöstövoimavarojen ja työyhteisön johtaminen. Luentosarja. Lapin yliopisto.. Viitattu 2.6.2020.

Stenvall, J., Nurmi, V-P. & Juntunen, P. 2020. Kriiseissä johtajien jaksaminen on ratkaisevaa. 19.5. 2020 Helsingin Sanomat.

Styhre, A. 2008. Coaching as   second-order observations: Learningfrom site managers in   the construction industry. Leadership & Organiation Development Journal 29: 3, 279–293.

Suomen Coaching-yhdistys ry. 2020. http://www.coaching-yhdistys.com//coaching.htm. Viitattu 3.7.2020.

Summanen, A. 2019. Kuntien johtoryhmän jäsenten työuupumuskertomuksia. Kiistäen, sinnitellen, selviytyen vai puolustaen. Väitöskirja. Jyväskylän yliopisto. Jyväskylä.

Suonsivu, K. 2003. Kun mikään ei riitä. Akateeminen väitöskirja. Tampere. Tampereen yliopisto. Hallintotieteen laitos.

Suonsivu, K. 2004. Puun ja kuoren välissä. Tehyn julkaisusarja A: tutkimuksia 1/2004. Tehy. Helsinki. Multiprint Oy.

Suonsivu, K. 2004. Laboratoriohoitajien kokemuksia liikelaitostostamisesta. Tehyn julkaisusarja B: selvityksiä 2/2004. Helsinki.

Suonsivu, K. 2008. Työhyvinvointityö laitoshoidon tuotantoalueella. Työhyvinvointisuunnitelma vuosille 2008–2012. Tampereen kaupungin hyvinvointipalvelut. Julkaisuja 4/2008. Tampere. Tampereen Yliopistopaino Oy. Painatuskeskus.

Suonsivu, K. 2008. Tilaaja-tuottaja-toimintamallin arviointia työhyvinvoinnin näkökulmasta. Kunnallistieteellinen Aikakauskirja 3/2008.

Suonsivu, K. 2009. Katsaus henkilöstön työhyvinvointiin ja sen johtamiseen. Tampereen kaupungin hyvinvointipalvelut. Tampere. Tampereen Yliopistopaino Oy. Painatuskeskus.

Suonsivu, K. 2011. Henkilöstön työhyvinvointi laitoshoidon tuotantoalueella. Työhyvinvoinnin tarkastelua vanhusten hoitotyössä. Tampereen kaupunki, Työsuojelurahasto. Tampereen kaupungin Tietotuotannon ja laadunarvioinnin julkaisusarja A

14/2011. Tampere. Juvenes Print Tampereen Yliopistopaino Oy. Tmpere.

Suonsivu, K. 2014.. Valmentava johtaminen henkilöstöjohtamisen muotona. Kunnallistieteellinen aikakauskirja 42 (2014):3

Suonsivu, K. 2019. Kohti riittävyyttä – matkalla työhyvinvointiin. Unipress. Painettu EU:ssa. 2.painos.

Suonsivu, K. 2018. Mediakasvatuksen käsikirja. Artikkeli: Media ja työhyvinvointi. Veera Willman (toim). UNIpress. Painettu EU:ssa.

Suonsivu, K. 2018. Avauksia työikäisten masennukseen. BoD - Books on Demand, Helsinki, Suomi.

Suonsivu, K. 2019. Työhyvinvointi osana henkilöstöjohtamista. UNIpress Oy. Painettu EU:ssa. 3. painos.

Suonsivu; K. & Surakka, T. 2014. Laitoshoidossa työskentelevien lähiesimiesten uupumuksen kokemukset. Hallinnon tutkimus, 33 (3), Hallinnon Tutkimuksen Seura r.y, 243 -260.

Sydänmaanlakka, P. 2000. Älykäs organisaatio. Tiedon, osaamisen ja suorituksen johtaminen. Helsinki. Kauppakaari.

Sydänmaanlakka, P. 2001. Henkilökohtainen taitokartta: henkilökohtaisten avaintaitojen kartoitusmenetelmän kehittäminen ja analysointi. Lisensiaatintyö. Helsinki. Teknillinen korkeakoulu.

Sydänmaanlakka, P. 2002. An Intelligent Organization. Integrating Performance, Competence and Knowledge Management. London. Capstone.

Sydänmaanlakka, P. 2003. Intelligent Leadership and Leadership Competencies. Developing a Leadership Framework for Intelligent Organizations. Doctoral Dissertation. Helsinki University of Technology. Department of Industrial Engineering and Management.

Sydänmaanlakka, P. 2004. Älykäs johtajuus. Ihmisten johtaminen älykkäissä organisaatioissa. Helsinki. Talentum.

Sydänmaanlakka, P. 2005. Intelligent leadership. Leading People in Intelligent Organisations. Espoo. Pertec Consulting.

Sydänmaanlakka, P. 2006. Älykäs itsensä johtaminen. Näkökulmia itsensä kehittämiseen. Helsinki. Talentum.

Sydänmaanlakka, P. 2009. Jatkuva uudistuminen. Luovuuden ja innovatiivisuuden johtaminen. Helsinki. Talentum.

Syväjärvi, A.; Lehtopuu, H.; Perttula, J.;   Häikiö, M. & Jokela, J 2012 Inhimillisesti tehokas sairaala – työn mielekkyys henkilöstön kokemana. Lapin yliopistokustannus, Juvenes Print, Tampere..

Syvänen, S. 2003. Työn paineet ja puuttumattomuuden kustannukset. Akateeminen väitöskirja. Acta Universatis Tamperensis 942. Tampereen yliopisto. Tampere.

Sädevirta, J. 2000. Työkykyä ylläpitävä toiminta henkilöstövoimavaran strategisen johtamisen tutkimisen kannalta. Helsinki. Kuntien Eläkevakuutuksen julkaisuja 3/2000, .61–84.

Sädevirta, J. 2002. Inhimillisillä voimavaroilla menestykseen. Lappeenranta seminaarin 15.-16.8.2002 alustukset. www.lappeenranta.fi/henkilosto/ alustukset.htm.

Sädevirta, J. 2004. Henkilöstöjohtamisen ja sen tutkimuksen kehittyminen: Henkilöstöhallinnollisesta johtamisesta voimavarojen strategiseen johtamiseen. Helsinki. Tykes – raportteja.

Tarkkonen, J. 2012. Työhyvinvointi johtamistehtävänä. Unipress.

Työterveyslaitos.2011.Työnohjaus.Http://www.ttl.fi/fi/tyoyhteis o_ja_esimiestyo/johtaminen_ja_esimiestyo/tyonohjaus/sivut/de fault.aspx. Viitattu 1.7.2020.

Utriainen, K. 2006. Substantiivinen teoria ikääntyvien sairaanhoitajien hyvinvoinnista. Lisensiaatintutkimus. Oulu. Oulun yliopisto, hoitotieteen ja terveyshallinnon laitos.

Utriainen, K. 2009. Arvostava vastavuoroisuus ikääntyvien sairaanhoitajien työhyvinvoinnin ytimenä hoitotyössä. Väitöskirja. Oulu. Oulun yliopisto.

Uusitalo, S. 2007. Tilaajan ja tuottajan vuorovaikutus. Pro gradu tutkimus. Tampere. Tampereen yliopisto. Johtamistieteiden laitos.

Vanhala, S. & Kotila, O. (2006). Korkean tuloksellisuuden ja työhyvinvoinnin kytkennät henkilöstövoimavarojen johtamisen tutkimuksessa. Työelämän tutkimus 2, 63– 79.

Vanhala, S. & Tuomi, K. (2006). HRM, company performance and employee well-being. Management Revue 17: 3, 240–256.

Vartola, J. 2005. Näkökulmia byrokratiaan. Tampere. Tampereen yliopisto. Johtamistieteiden laitos.

Verplanken, B. 2004. Value congruence and job satisfaction among nurses: a human relations perspective. International Journal of Nursing Studies 41(6): 599–605.

Viitala, R. 2007. Henkilöstöjohtaminen. Helsinki. Edita Publishing Oy. Edita.

Viitala, R. 2007. Esimiehestä coach. Teoksessa M. Räsänen (toim.). Coaching ja johtajuus. Valmentava ote esimiestyössä. Edita.

Vince, R. & Saleem, T. 2004. The Impact of Caution and Blame on Organizational Learning. Management Learning 35.

Virolainen, I. 2010. Johdon coaching: Rajanvetoja, taustateorioita ja prosesseja. Acta Universitasis Lappeenrantaensis 394.

124

Akateeminen väitöskirja. Lappeenranta: Lappeenrannan teknillinen yliopisto.

Virtanen, J.V. 2010. Johtajana sairaalassa. Johtajan toimintakenttä julkisessa erikoissairaalassa keskijohtoon ja ylimpään johtoon kuuluvien lääkäri- ja hoitajataustaisten johtajien näkökulmasta Väitöskirja. Turun kauppakorkeakoulu. Turku.

Vogt, J. & Murrell, K. 1990. Empowerment in Organiation. How to Spark Exceptional Performance. San Diego: Pfeiffer & company. Acta Wasaensia 263.

Vuori, J. & Siltala, J. 2005 Teoksessa: Terveys ja johtaminen, terveyshallintotiede työyhteisöissä. Vuori, J. (toim.). Helsinki. WSOY.

Wager, M. 2003. Työnohjaus ja mentorointi opettajan, työyhteisön ja yliopistotyön kehittäjinä. Kirjassa S. Lindblom-Ylänne ja A. Nevgi (toim.) Yliopisto-opettajan käsikirja. Helsinki: WSOY, 428-451.

Waris. K. 1999. Mental Well-Being at Work. A Sign a Healthy Organisation and Necessary Precondition for Organisational development. Helsinki. Finnish Institute of Occupational Health, People and Work, Research Reports 28.

Warr, P. 1990. The measurement of well-being and other aspects of mental health.Journal of Occupational Psychology, 63.

White, D. 2006. Coaching leaders: quiding people who quide thers. San Francisco: Jossey – Bass.

Zeus, P. & Skiffington , S. 2010. The coaching at work toolkit. 5th d. Sydney. The McGraw – Hill.